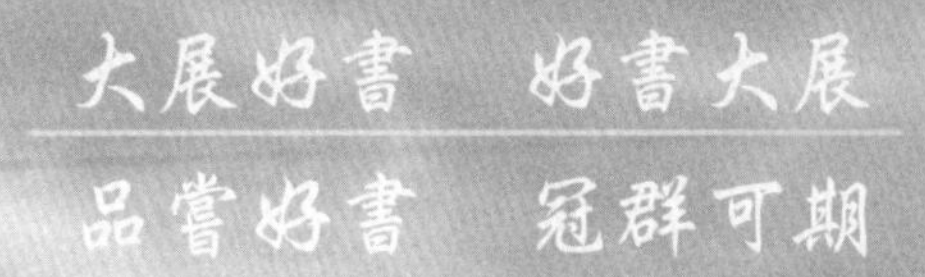
大展好書　好書大展
品嘗好書　冠群可期

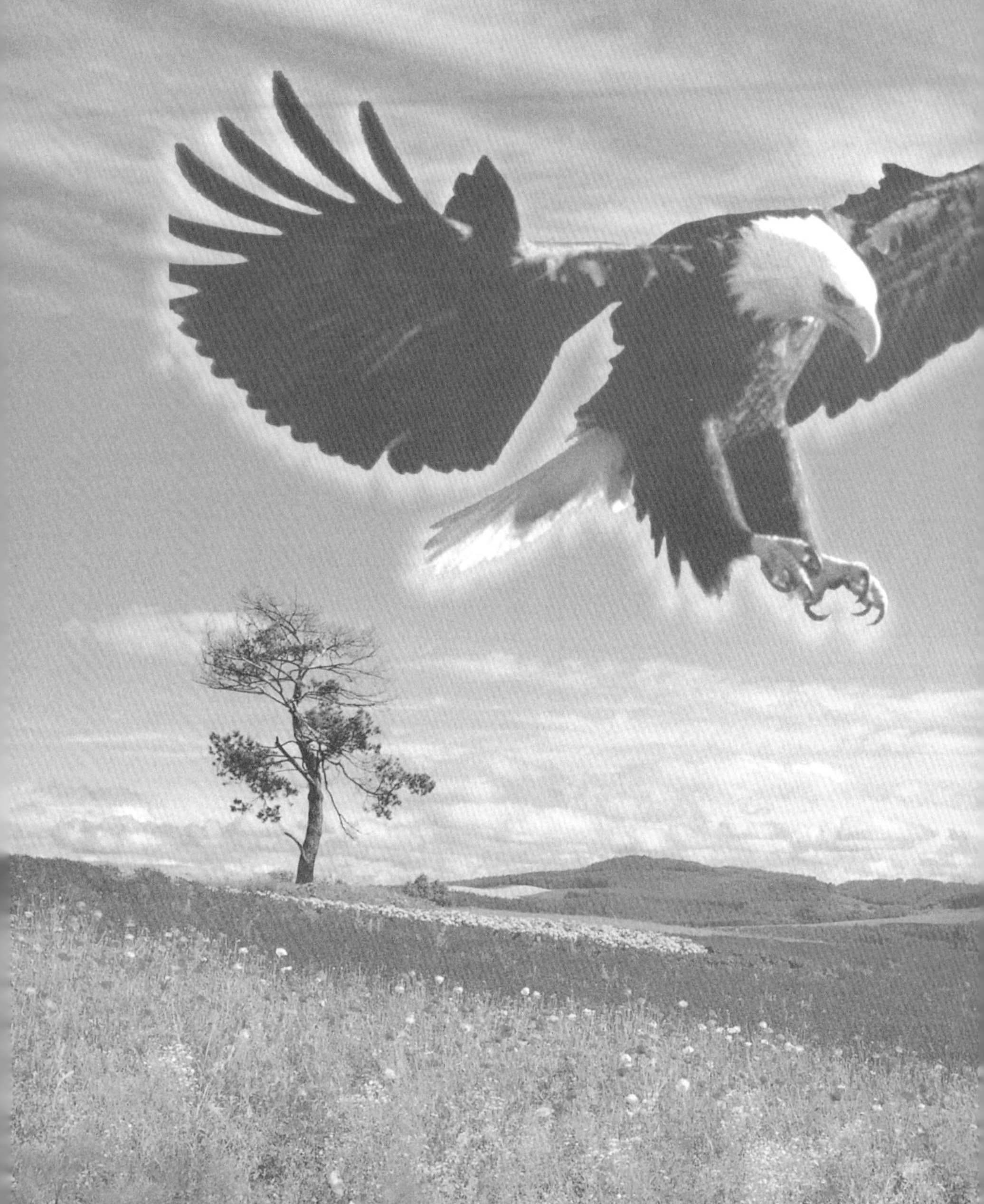

大展好書　好書大展

品嘗好書　冠群可期

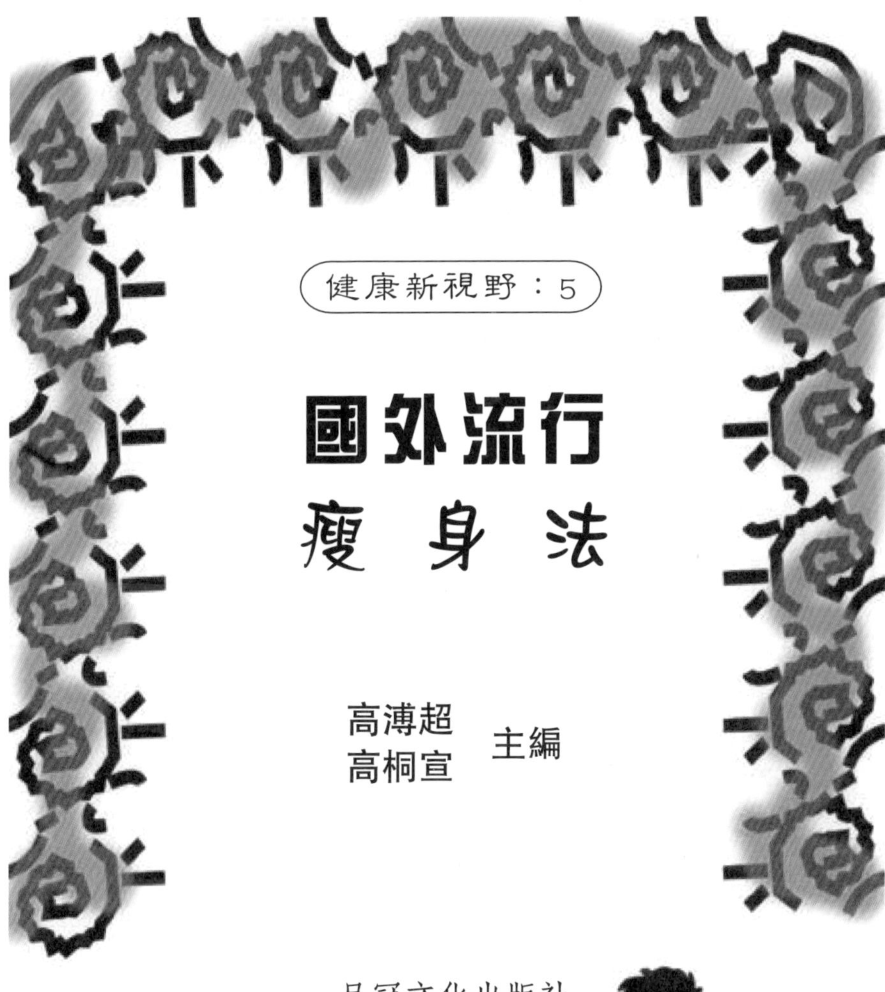

健康新視野：5

國外流行瘦身法

高溥超
高桐宣　主編

品冠文化出版社

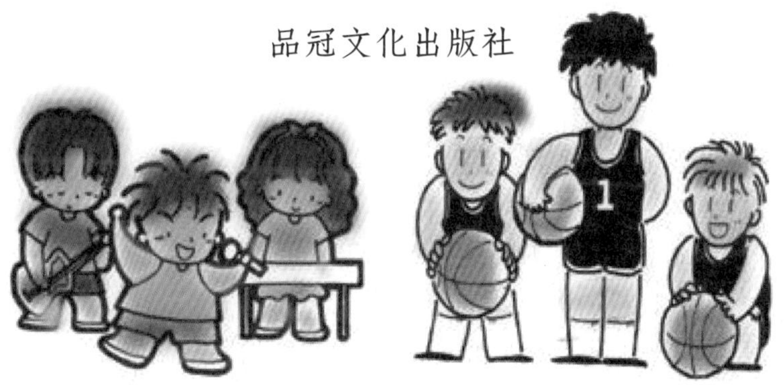

主　　編　高溥超　高桐宣

總 策 劃　于俊榮　黃和平　劉桂霞

編　　者　汪淑玲　魏淑敏　于萬忠

賈國民　高肅華　王占龍

李迎春　于連軍　王增輝

插　　圖　席海軍　吳慧斌　吳英俊

蘇　寧　劉　鑫　程曉英

電腦製作　楊華昱　王　晶

目　錄

上篇　肥胖症防治常識

下篇　當今國外流行的瘦身方法

上篇　肥胖症防治常識

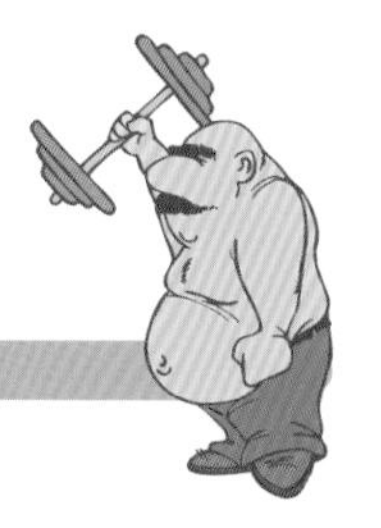

什麼是肥胖症

現代醫學認為，當進食熱量多於人體消耗熱量而以脂肪形式儲存體內，超過標準體重20%時，稱肥胖症。如無明顯內分泌——代謝病病因可尋者，稱單純性肥胖症。

那麼單純性肥胖症，病因和發病機制又是怎樣的呢？

從醫學臨床及實驗資料中分析，可發現有下列各種因素與發病有密切關係。

1. 內因方面

① 遺傳：不少患者有家族史，往往父母肥胖。患者自幼較胖，常伴有高血脂症或高脂蛋白血症，從生活習慣而論，往往進食較多脂肪或糖類，但也有進食並不過多而發生肥胖者。

② 神經精神：據報導，人的下丘腦內有調節食慾的中樞，其中的飽覺中樞興奮時，發生飽感而拒食，破壞時，則食慾大增；食餌中樞興奮時，食慾亢進，破壞時則厭食。此兩者相互調節，相互制約，在生理條件下處於動態

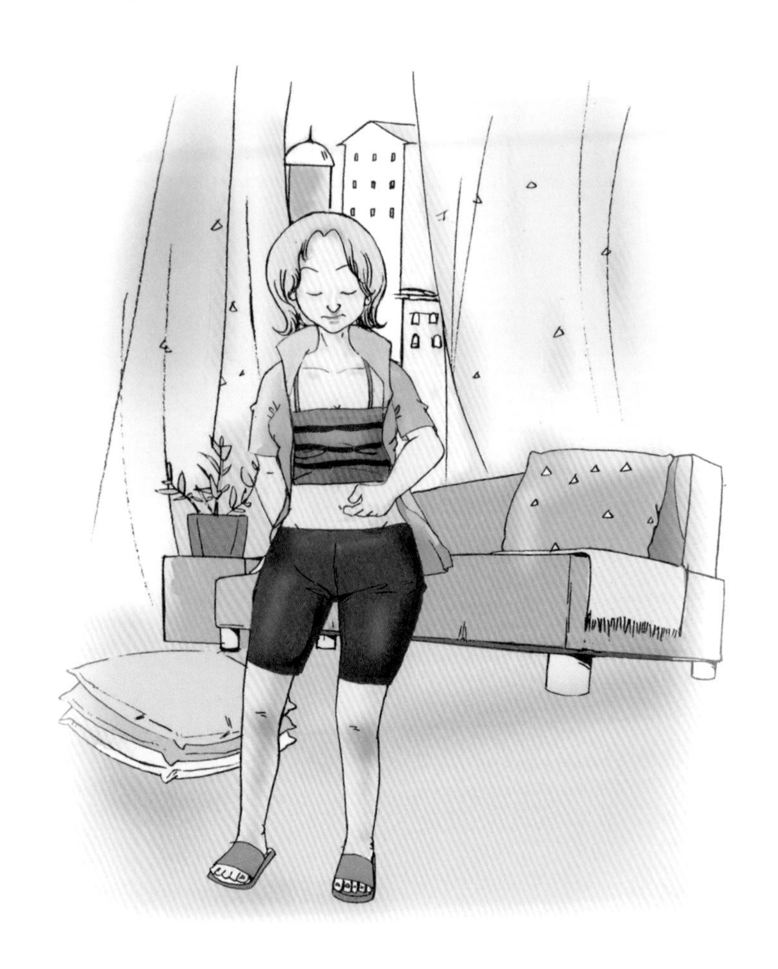

平衡狀態，使食慾調節於正常範圍而維持正常體重。

當下丘腦發生病變時，無論屬炎症的後遺症、創傷或其他病理變化時，則易引起肥胖症。但單純性肥胖症者多無下丘腦綜合徵。

③ 內分泌：一般講，胰島素有促進脂肪合成和抑制脂肪分解的作用，在本症中血漿胰島素基值及葡萄糖刺激後

的分泌值均偏高，可刺激脂肪合成，引起肥胖。

此外，垂體功能低下，特別是性腺、甲狀腺功能低下等可發生特殊類型的肥胖症。

2. 外因方面

以飲食過多及活動過少為主，特別是在患某些疾病時，經一段時期休養後容易發生肥胖。也可由於停止體育鍛鍊或體力勞動後發生，常不易控制。自成年後發病者，僅有脂肪細胞增大，較易控制，而且療效也較好。

人體形體美的標準

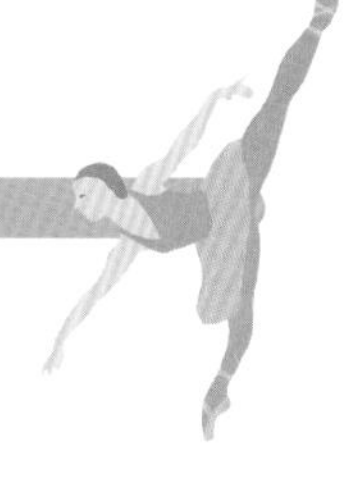

1. 人體正常體重

人的體重是指人體各種成分的總重量。體重是作為評定身體發育、健康狀況、營養狀況及胖瘦的一項重要指標。

那麼，什麼是恰當體重的標準呢？多年來，各國學者進行過不少研究，意見分歧很大。目前最常用、較簡單的計算體重的方法有以下兩種：

① 理想體重（千克）＝身高（公分）－ 100

② 理想體重（千克）＝〔身高（公分）－ 100〕× 0.9

2. 人體審美要領

由於人們所處的時代不同，教育程度、性別等不同，故審美觀也有所不同。東方人認為，人體美是健、力、美三者的有機結合。具體可概括為：

① 肌肉發達、健壯有力、體型勻稱。

② 精神飽滿、堅韌不拔、體重適中。

3. 女性健美體圍標準

女性形體美是女性健美的主要內容之一，而形體美在很大程度上，又取決於身體各部位體圍的尺寸和相互間的比例。

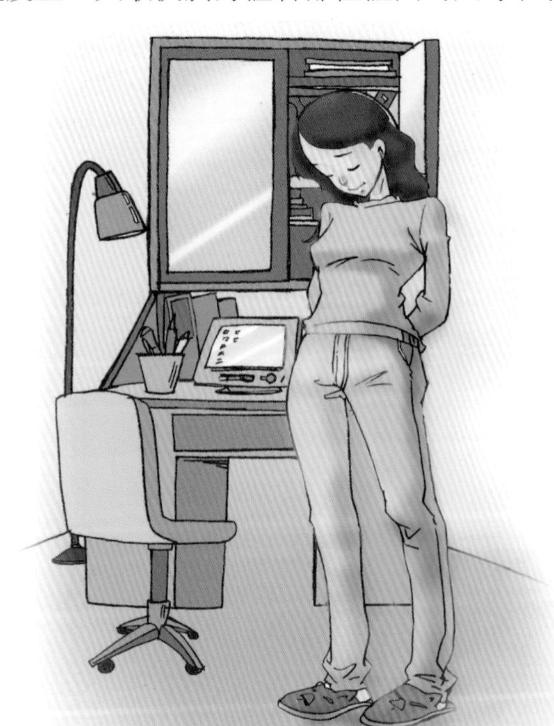

胸圍是人體厚度和寬度最有代表性的測量值，擴展胸圍與肺活量有關。

腰圍反映一個人骨盆大小和髖、臀部肌肉發達程度。

現將女性常見健美體圍標準介紹如下：

女性身高（cm）	擴展胸圍（cm）	臀圍（cm）	腰圍（cm）
158～160	89	89	59
161～163	89	89	60
164～166	90	90	60
167～169	90	90	61
170～172	92	92	61
173～175	92	92	62
176～178	94	94	64

4. 男性健美體圍標準

男性健美體圍標準，一般不計算臀圍，僅計算胸圍及腰圍。

現將男性常見健美體圍標準介紹如下：

男性身高（cm）	擴展胸圍（cm）	腰圍（cm）
160～163	101	66
164～167	102	68
168～171	103	69
172～175	104	69

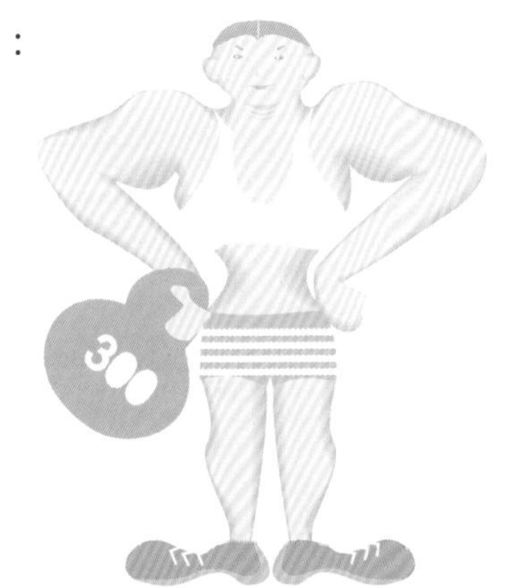

176～179	105	70
180～183	107	71

5. 人的體型分類

一般可分三類：

① 胖型：其特點是上、下一般粗，腰圍很大，軀幹呈水桶狀，腹部、胸部等部位脂肪很厚。

② 肌型：其特點是四肢勻稱，肌肉發達。

③ 瘦型：其特點是腰圍、胸圍、臀圍過小，肌肉不豐滿，脂肪極少。

肥胖病的病因有哪些

肥胖依原因不同可分為單純性肥胖和繼發性肥胖。

單純性肥胖是指在飲食過程中，攝入的熱量大大超過本身所消耗的熱量，多餘的脂肪及其他養料在體內積蓄，形成脂肪細胞而導致的肥胖。這類肥胖人數占肥胖人總數的90%以上。

繼發性肥胖是因疾病而引起的肥胖，是由於下丘腦及內分泌等疾病所致。

引起肥胖的原因可概括為以下幾點：

1. 飲食過量

正常人脂肪細胞的大小，一般長徑為67～98微米，含

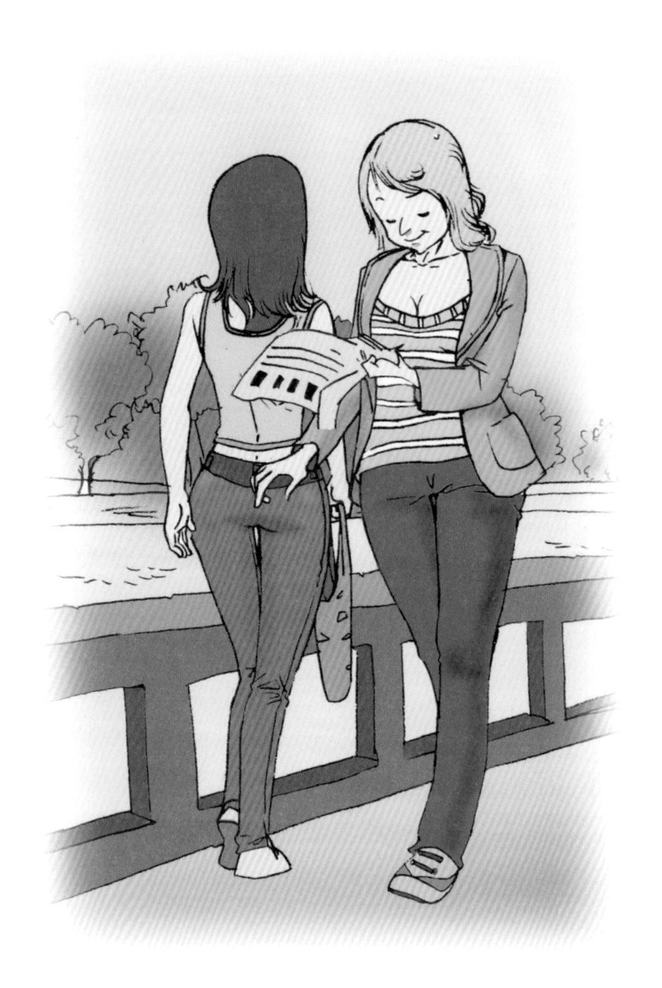

脂肪量約為 0.6 微克。如果進食過量的脂肪、穀類及其他碳水化合物，能量消耗又小，脂肪細胞的體積增大，長徑可達到 127～134 微米，含脂肪量可達 0.91～1.50 微克。這樣，脂肪細胞容納不下沉積的脂肪，就要分裂新的脂肪細胞來承擔容納的任務。

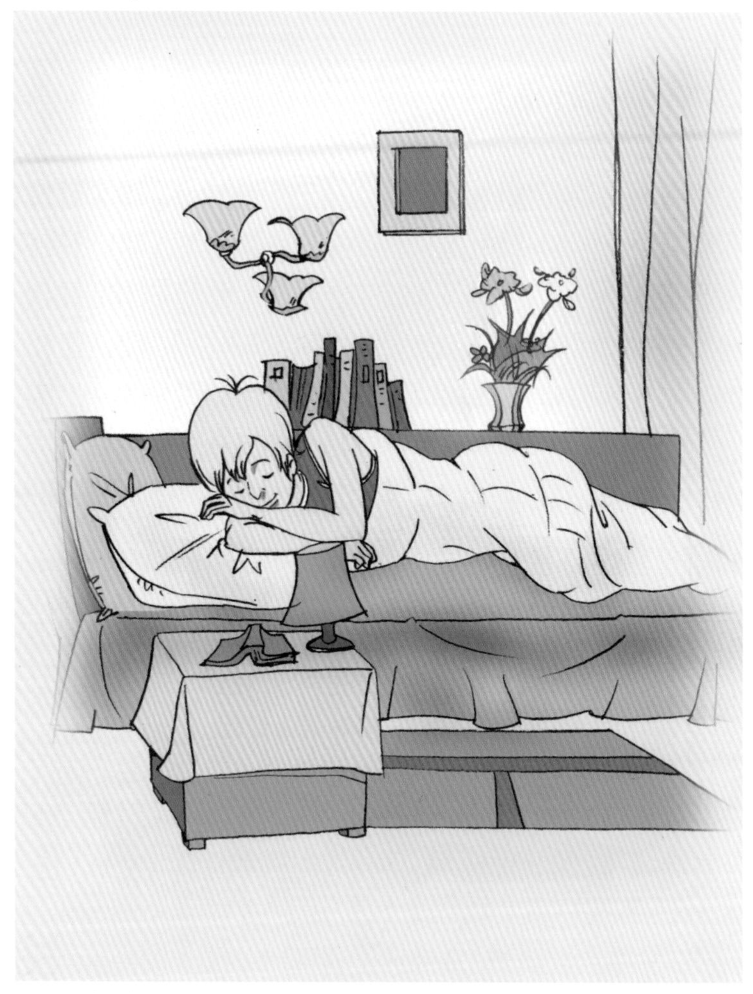

一般來說，青年人的輕度和中度肥胖，或無少年期肥胖史的老年肥胖，主要是由於脂肪細胞肥大引起的。

2. 遺傳

家族中有肥胖史的人，患肥胖症的可能性很大。這類肥胖者，採用減肥措施療效一般不太明顯。

3. 運動量小

現代人習慣優裕舒適的生活環境，缺乏運動、鍛鍊的意識和行為，多食後產生的熱量得不到消耗，導致脂肪沉積，引發肥胖。

4. 臟腑功能失調

肥胖者中有一部分屬於內分泌功能失調，不能將多餘的脂肪轉化為熱量，這樣，脂肪沉積於體內，造成肥胖。

5. 精神因素

常言道：「心寬體胖。」有些人生活優裕，吃的香，消化吸收也特別好；有些人「借酒消愁」，以大吃大喝來緩解自己憤怒的情緒；這些都能使熱量大增，引起不同程度的肥胖。

肥胖症易引發哪些疾病

肥胖是人體內脂肪積聚過多所致的現象，並不是人們視為的「健康」標誌。肥胖不僅影響形體美，而且給生活帶來不便，更重要的是容易引起多種併發症，加速衰老和死亡。難怪有人說肥胖是疾病的先兆、衰老的信號。

1. 冠心病、高血壓

現代醫學研究證明，輕度肥胖者一般不易誘發心血管疾病，而中度和重度肥胖症患者易引發冠心病、高血壓。

這是因為重度肥胖者，心肌內外有脂肪沉積，易導致心肌負擔加重、冠狀動脈粥樣硬化、血壓升高，嚴重者還可引起心力衰竭、心臟擴大，每單位體重供血量也降低。當肥胖逐漸消除後，病症可減輕，甚至恢復正常。

2. 腦血管病

肥胖者脂肪代謝的特點是：血漿中游離脂肪酸濃度升高，膽固醇、甘油三酯、總脂等血脂成分增高，脂肪代謝紊亂。

肥胖者對游離脂肪酸的利用減少，血脂中的游離脂肪酸積累，血脂容量升高，血漿中的甘油三酯也升高。當血液流經腦血管時就容易引起腦血栓。

不久前，醫學專家曾對家兔做過動物試驗：給家兔青菜飼料中加入雞蛋等含膽固醇較高的食物，幾天後，家兔體重明顯增加，腦血管也發生粥樣硬化。減去雞蛋等食品後，體重逐漸減輕，病症也慢慢緩解。

這一試驗進一步證明，進食含膽固醇等成分較高的食物，易使人發胖，同時易患腦血管疾病。

3. 糖尿病

伴隨肥胖所致的代謝、內分泌異常，常可引起多種疾病。糖代謝異常可引起糖尿病，脂肪代謝異常可引起高血脂症，核酸代謝異常可引起高尿酸血症等。肥胖女性因卵巢功能障礙可引起月經不調。

因為肥胖者體內的脂肪細胞對胰島素不敏感，所以，糖代謝功能容易發生紊亂，使肥胖者容易患糖尿病。

據統計，肥胖者中的糖尿病患者為非肥胖者的幾倍，

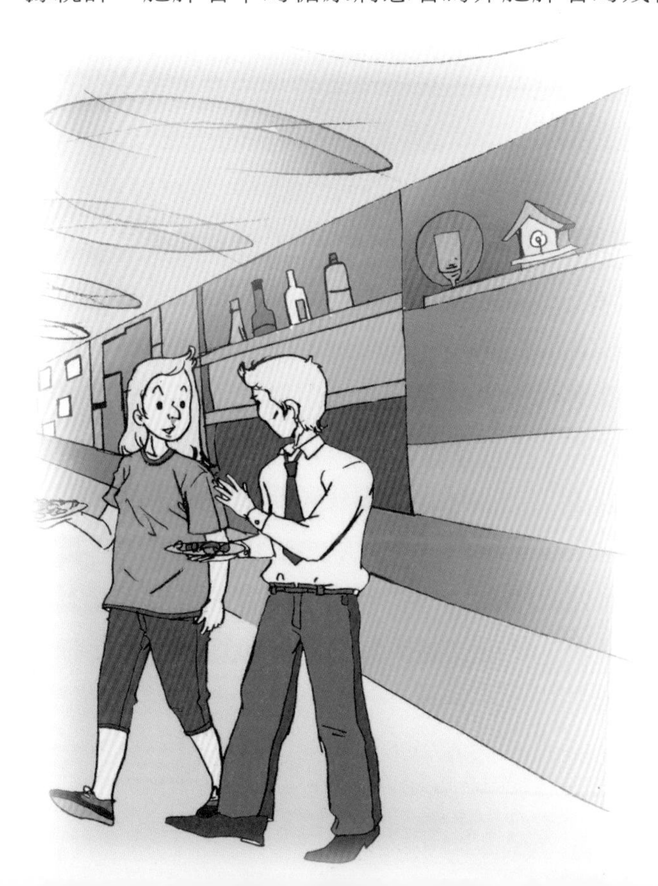

且這一比例隨著肥胖的程度增加而升高。

肥胖引起的糖尿病患者，在減輕體重後，病情隨之好轉，糖代謝功能也會逐漸恢復正常。故對於身體肥胖而又患糖尿病的患者，更應努力減肥，促進身體儘快康復。

4. 消化系統疾病

由於肥胖者的高胰島素血症使其內因性甘油三酯合成亢進，就會造成在肝臟中合成的甘油三酯蓄積從而形成脂肪肝。肥胖者與正常人相比，膽汁酸中的膽固醇含量增多，超過了膽汁中的溶解度，因此，肥胖者容易併發高比例的膽固醇結石，有報導患膽石症的女性中 50%～80%是肥胖者。在外科手術時，約 30%的高度肥胖者合併有膽結石。膽石症在以下情況下發病的較多：肥胖婦女 40 歲以上者，肥胖症者與正常體重的婦女相比，其膽結石的發病率約高 6 倍。

肥胖者常有胃納亢進，易饑多食。

肥胖者可併發許多疝，其中以胃上部易位至胸腔中的食管裂孔疝最為常見。

食物中除了含有對身體有益的成分外，還存在少量有害物質，需經肝臟的過濾分解。肥胖者食量大，攝入的有害物質也隨之增加，這樣就使肝臟中積累的毒素過多，加重肝臟負擔。同時體內的脂肪在肝臟堆積，進而誘發脂肪肝、肝腫大。

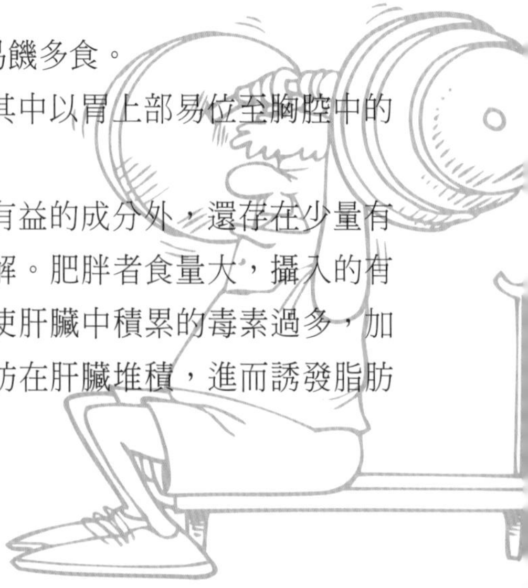

5.呼吸系統疾病

肺功能的作用是向全身供應氧及排出二氧化碳。肥胖者因體重增加需要更多的氧，但肺不能隨之而增加功能，同時肥胖者腹部脂肪堆積又限制了肺的呼吸運動，故可造成缺氧和呼吸困難，最後導致心肺功能衰竭。

肥胖者體內脂肪堆積，活動時消耗能量及氧量增大，但每單位體表面積耗氧量並不多於正常人，且基礎代謝率偏低，因此，大多數肥胖者少動嗜睡，稍事活動或體力勞動後容易疲乏無力。

另外，肥胖者胸壁增厚，橫膈上抬，換氣困難，故可造成二氧化碳滯留，缺氧，以致氣促，甚至發生繼發性紅細胞增多症、肺動脈壓增高，形成慢性肺源性心臟病。但體重減輕後可恢復。

肥胖者頸部堆積了大量的脂肪，擠壓氣管，呼吸時氣流不暢，呼吸困難，使大腦及身體其他組織長期處於缺氧狀態，肥胖者會因此而感到乏力，嗜睡。

而肥胖者越睡得多，越容易發胖，形成惡性循環。這種病症一旦惡化，就可能出現肺氣腫及肺心綜合徵，此時，患者會出現呼吸困難、不能平臥、心動過速、水腫、紫紺、神志不清等症狀，有一定的危險。

肺心綜合徵僅發生於嚴重的肥胖者呼吸循環障礙時，一般輕型肥胖者不必過多擔心。

6. 運動系統疾病

肥胖會加重骨骼、關節的負擔，引發膝關節炎、踝關節炎，骨質疏鬆的老年肥胖者容易跌倒，還可導致骨折。

過多的脂肪會帶給肌肉、韌帶、肌腱等過大的屈張力，引起周身肌肉疼痛、韌帶撕裂等。過重的體重，還會加重脊柱、骨盆的負擔，誘發相關部位的炎症，並導致附近肌肉的血液循環障礙、末梢神經障礙，出現肌肉麻木等症狀。

7. 肥胖會增加手術難度、術後易感染

肥胖者會增加麻醉時的危險，手術後傷口易裂開，感染墜積性肺炎等併發症的機會均較不胖者為多。

如何區分肥胖與水腫

水腫是腎臟疾病的常見表現，其發生原因隨病情不同而異。如腎小球急性炎症時，水腫主要由於腎小球濾過率急劇下降，尿量減少，水、鈉瀦留，全身毛細血管壁通透性增加，血液中液體成分漏入組織間隙引起。

水腫常先出現於組織疏鬆處，如眼瞼、頭皮、陰部等，嚴重時波及全身。在慢性腎炎及腎小球腎病時，全身性水腫主要是由於尿中丟失大量蛋白質，致血漿白蛋白降

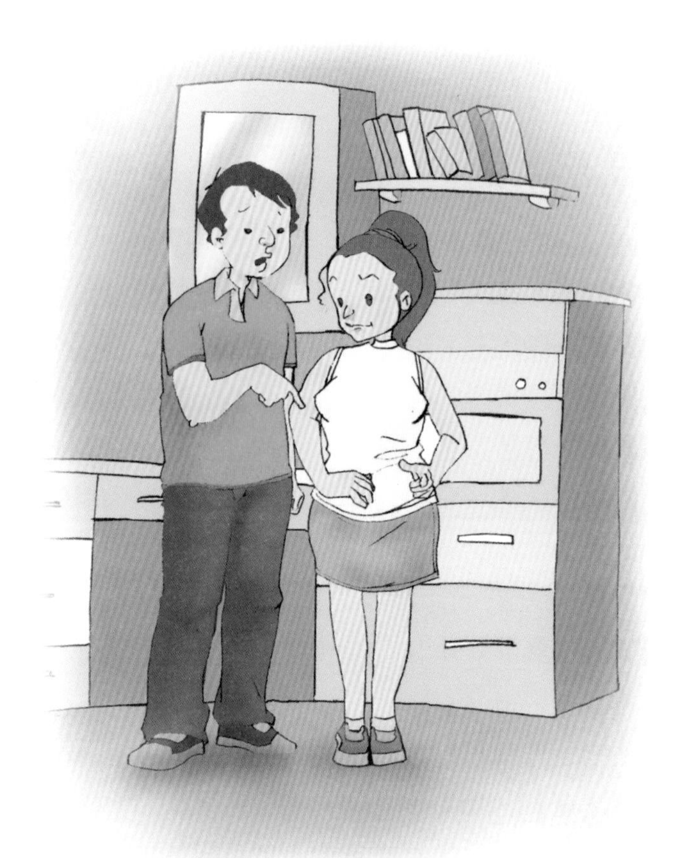

低，血液膠體滲透壓下降所致。

肥胖是指人體內脂肪貯量超過正常人的一般平均量，全身脂肪組織與其組織失去正常比例。體重增加超過標準體重的 20%。

總之，在人體水腫的部位，發病原因均較肥胖症有較大區別。另外，水腫常有可凹性，即用指壓足背等處，會出現凹陷，而肥胖無此現象。

基礎代謝與肥胖有什麼關係

基礎代謝是指人體在「基礎狀態」下的能量代謝。單位時間內的基礎代謝，叫做基礎代謝率。

人體的胖瘦與基礎代謝的高低有密切的關係，基礎代謝率低的人易發胖，反之則易消瘦。

所謂基礎狀態，是指基本排除了影響能量代謝的主要因素時的狀態。為此，人們規定的基礎狀態是：

1. 清晨，清醒，靜臥，未作肌肉運動。

2. 測定前最少禁食 12 小時，以消除食物的特殊動力作用。

3. 前夜睡眠良好，測定時無神經緊張。

4. 室溫在 18 ~ 25℃。

在基礎狀態下，體內能量的消耗只用於維持一些最基本的生命活動，能量代謝比較穩定。

基礎代謝的測定方法和計算：

在臨床上，通常是用基礎代謝儀來測定基礎代謝的高低。在測定前，先測量被測者身高和體重。測定時，在規定的條件下，測出被測者 6 分鐘內的氧耗量。對於呼吸商，不一定要測出二氧化碳的產生量來算出。因此，在基礎狀態下，蛋白質消耗很少，可以忽略不計。而且在基礎狀態下，個體間呼吸商的差異很小。因此，一般都規定此

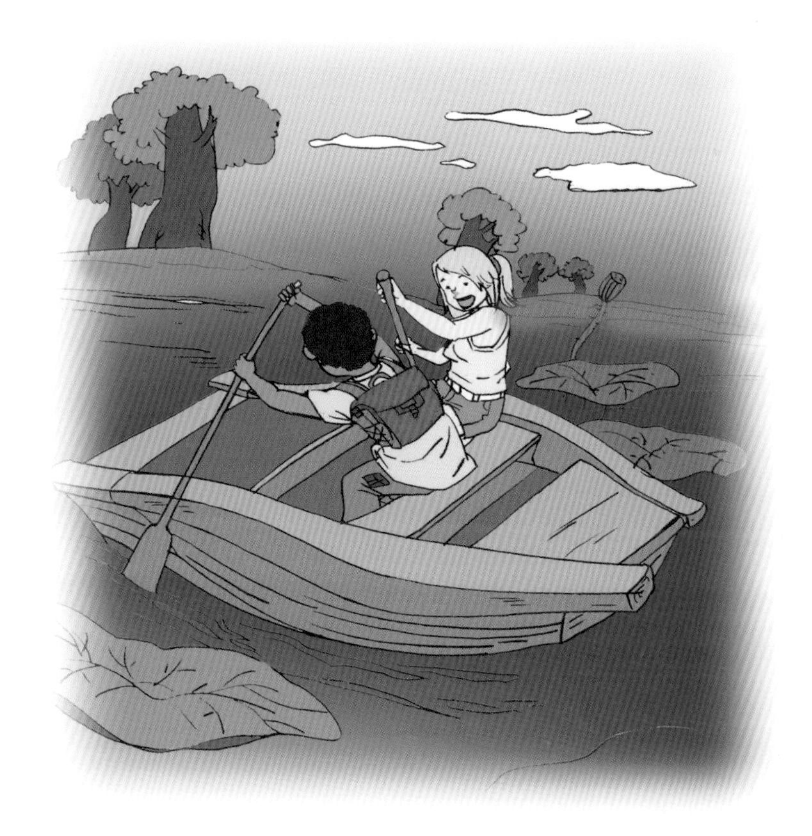

時呼吸商為 0.82，氧的熱價為 4.8 千卡（20.1 千焦）。所以，在測出氧耗量後，就可算出基礎代謝率。

基礎代謝的測定數值，有兩種表達方式：

1. 用絕對數值表達

即以實測的數值來表示。通常採用每平方米的體表面積，每小時的散熱量，簡寫為「千卡*／（小時・平方公

★人體熱量的法定計量單位為焦耳，1 千卡＝4.184＝1 千焦

尺）」。這是由於基礎代謝的高低與體重並不成比例關係，而是與身體表面積的大小基本上成正比的緣故。我國人體表面積的大小可以按身高、體重用下列公式求出。

體表面積（平方公尺）= 0.0061×身高（公分）+ 0.0128×體重（千克）– 0.1529。

2. 用相對數值表達

即以實測的數值，與正常人平均值相差的百分率來表示。這種表示方式對被測者的基礎代謝率正常與否，可一望而知，故臨床上多用此法。即：

基礎代謝率 =（實際數值 – 正常平均數值）÷ 正常平均數值

如：某被測者，男性，20歲，身高約170公分，體重50千克，用基礎代謝測定，每6分鐘耗氧量為1.2升，試計算此人的基礎代謝率。

按混合食物呼吸商為0.82時氧熱價為4.825千卡計算，則1小時產生熱量為：

4.825 × 12 ＝ 57.8千卡

據身高和體重求出體表面積為1.524平方公尺，則該人每平方公尺體表面積在1小時內的產熱量（實測數值）為：

57.8 ÷1.524 ＝ 37.9千卡 /（小時・平方公尺）

正常20歲男子的基礎代謝率平均值為37.7千卡 /（小時· 平方公尺），則此人基礎代謝率的相對數值為：

（37.9 − 37.7）÷ 37.7 ＝ 0.006

一般認為，凡在正常平均值的±（10%～15%）以內者均為正常。故上例中的基礎代謝率是正常的。

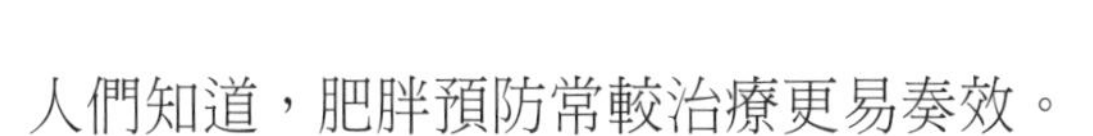

預防肥胖的學問

人們知道，肥胖預防常較治療更易奏效。

那麼，怎樣才能預防肥胖症的發生呢？首先必須強調適當控制食量，特別是高脂肪及糖類飲食。其次是要經常進行體力勞動和形體鍛鍊，這兩點對預防肥胖非常重要。凡兒童青春發育期，婦女產後及停經期，男性中年以上或病後恢復期，特別是有肥胖家族史者，尤宜注意。

治療肥胖症，以控制飲食及增加體力活動為主，不能依靠藥物，長期服藥不免發生副作用，且未必見效。當然，這裏我們所說的是西藥，如在醫生指導下，定時定量地服用一些減肥中藥，或蔬菜、水果等，則對治療肥胖症是有益的。因此，必須使人們明確，瞭解肥胖的危害性而自覺地長期堅持上述原則進行防治。具體方案視病情需要而定。

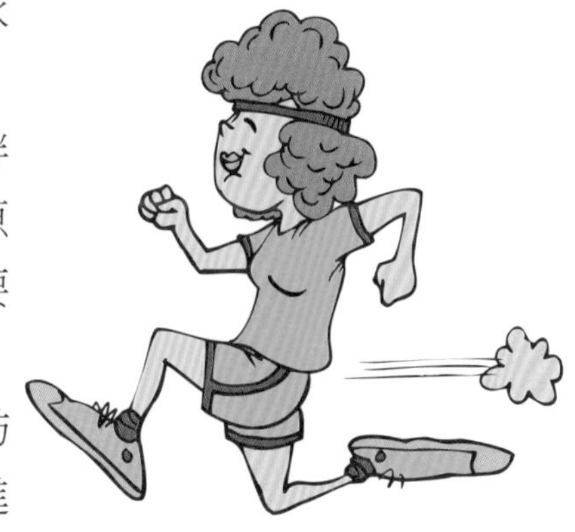

對輕度肥胖者，僅需限制脂肪及糖類，限制零食、啤酒等，使進

食的總熱量低於消耗量，多做體力勞動，每半月或 1 個月稱體重一次，以能使體重每月減輕 500～1000 克，而漸漸達到正常標準者為度，不必採用藥物治療。

中度以上肥胖者，食慾常旺盛而不易自制，同時肥胖限制了體力活動，此類病人的進食需較嚴格要求，限制進食量到每日 1200 卡以下，如高於 1500 卡者一般無效。具體進食量應視肥胖程度和降低體重標準而定，以每週減輕 500～1000 克為度。但食物中蛋白質含量不宜少於每千克標準體重 1 克／日，通過為每日 100～120 克。如體肥者

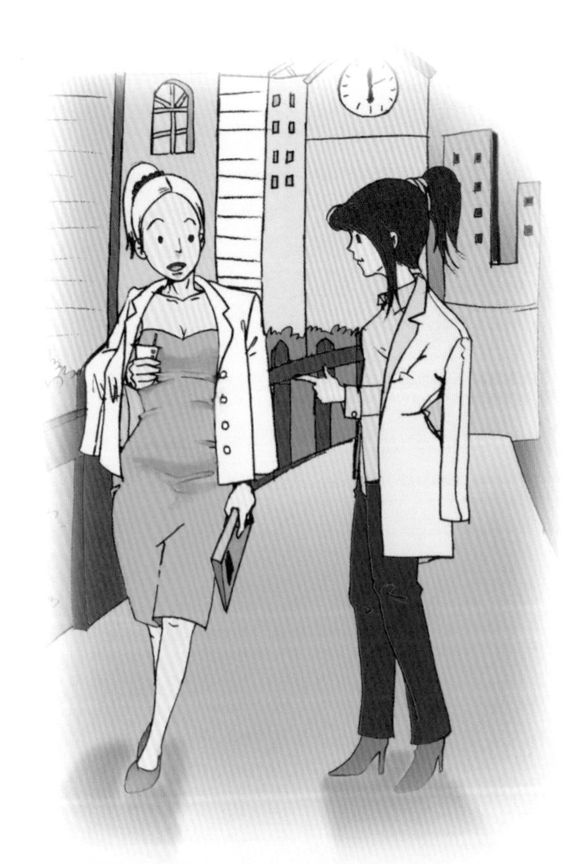

肝、腎功能良好，可增加較多蛋白質，以提高食物的特殊動力作用，增加能量消耗，並在菜餚中增加蔬菜量，以減少熱量與病人的饑餓感。當然，所選蔬菜、水果，以本書介紹的品種更好些。

如經數週而療效不滿意者，尚需隨時調整進食總量、脂肪及糖量，甚至每日減到 800 卡以下。但熱量過少，病人易感疲乏軟弱，畏寒無力，抑鬱消沉等，必須嚴密觀察。

科學減肥法主要有哪些

常用的科學減肥法主要有以下幾類：

1. 運動減肥

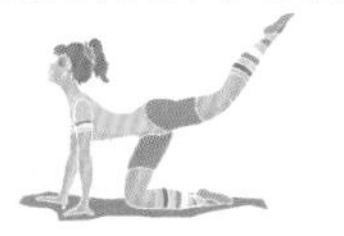

運動減肥是一種最積極的減肥方法，是透過各種體育運動或適度的體力勞動，達到消耗體內脂肪、強身健體的目的。

運動的項目很多，如：慢跑、登山、划船、騎車、練太極拳、健身操、水中慢跑等。其中，健身操是一種較好的運動減肥方法，因為它是在快樂中減肥。運動減肥是減肥的根本措施，只要持之以恆，堅持下去，必有奇效。

2. 飲食減肥

飲食減肥應以素食為主，多吃蔬菜、水果或含纖維較多的食物，不吃或少吃含脂肪較高的食品。

如食用適量的冬瓜、減肥茶等，均可避免過多的脂肪在體內貯存。但適量飲食，限制脂肪及糖類的食量，並不是說米、麵等食品均不能吃。

現今，健美之風日盛，女性崇尚苗條。然而有不少的年輕女性為了身體苗條，不惜過度節食，以致發生神經性

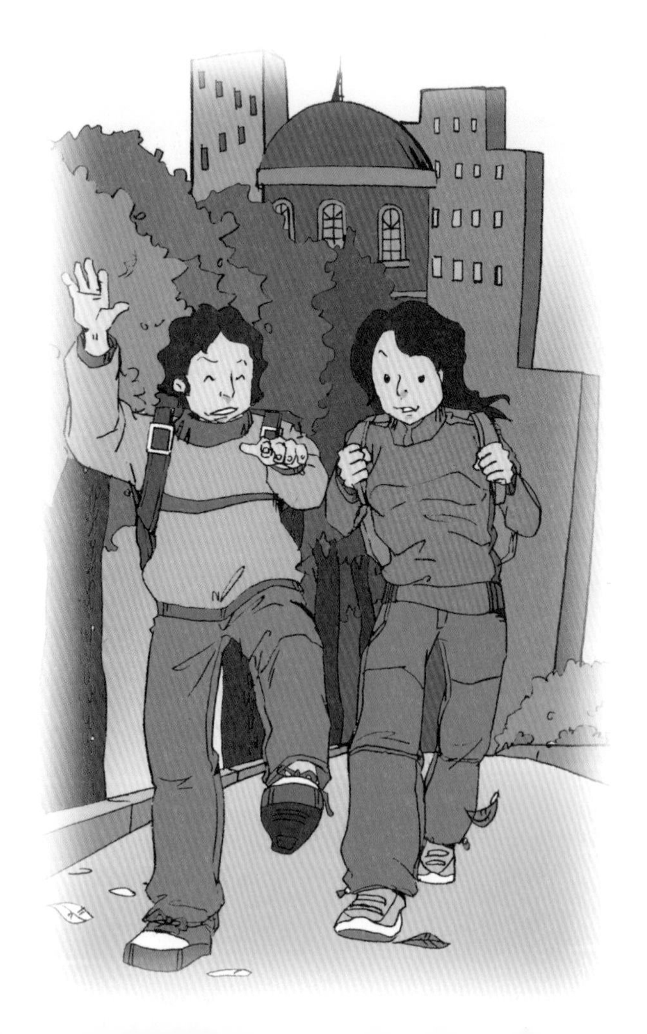

厭食症或暈厥。日本有一位年輕女子，因在上班時突然昏倒被送往醫院，經醫生檢查發現，血紅蛋白僅剩6克，血壓為（70 / 25 毫米汞柱）9.3 / 3.3 千帕，比正常人低了一半，患者接近於休克。事後詢問，才知道她因為覺得自己有些發胖，便不敢吃高熱量的食物，幾個月以來除吃青菜和飲水外，很少吃米、麵、豆類等其他食物，由於嚴重缺乏營養而昏倒在地。當今國內外許多人患有神經性厭食或暈厥，患者絕大多數為少女，這是由於她們追求身材苗條而過度節食所引起的。

所以，過度節食減肥是不可取的，應採取科學的減肥方法。

3. 器械減肥

人們研製出了一些器械，使用時將其放在欲減肥的部位，器械發出適度的熱能將體內脂肪分解，從而達到減肥之目的。

另外，現今流行的各種健身器，如健騎機、划船器等也有健身減肥效果，也應屬於器械減肥範疇。

4. 醫療減肥

它包括手術減肥、針灸減肥、按摩減肥等。例如：美國最近發明了一種短小腸的減肥方法。這種方法只適用於超重的巨型肥胖患者，其旨在消減人體小腸的消化吸收能力，從而達到身體苗條和減肥之目的。近年來，由歐美發明的一種脂肪抽吸術也較為盛行，即為治療局部肥胖，改善體形，採用外科手術負壓抽掉多餘的脂肪，從而達到減肥之目的。目前，中國北京、天津、上海等地醫院也先後開展了這項醫療專案。至於中醫的針灸減肥、耳穴壓籽減肥等方法，在我國採用的也較普遍，療效也很好。

5. 藥物減肥

藥物減肥法，所用藥物有兩大類：一類是天然中草藥；一類是化學合成藥物。天然中草藥基本上無毒副作用，而化學合成藥物大多有些副作用。故使用藥物減肥法，應首選天然中草藥。

據現代醫學研究證明：有減肥效果的中草藥主要包括，海藻精、蘆薈、荷葉、常青藤、繡線菊、川芎、鶴虱、木賊、芳香精油、減肥茶等。其中海藻精是從海藻中提煉出來的一種有效成分，它能分解多餘的脂肪。

在減肥中草藥中，人們還發現防己、黃芪、白朮、甘草互相輔配後具有較好的減肥效果。

具有減肥作用的化學合成藥物，大多能抑制食慾，它們是典型的食慾抑制劑，但均有不同程度的副作用，故應慎用。聚酯蔗糖是由長鏈油脂酸和蔗糖合成的一種油脂，其色味俱佳，可代替食用油使用，

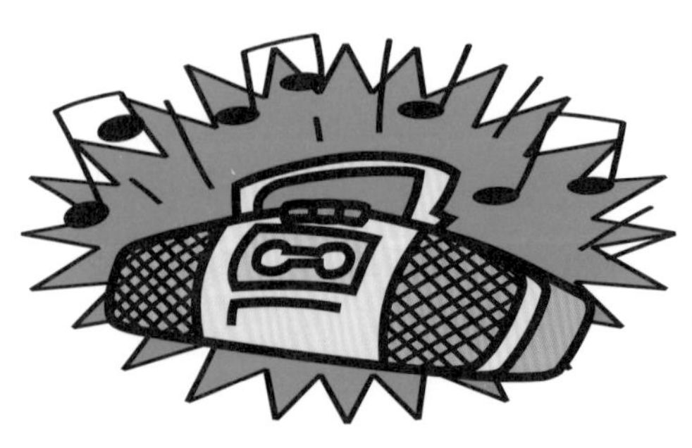

而不會增加人體的熱量；經國外醫學專家臨床試驗證明，它對肥胖症療效顯著。

6. 化妝品減肥

它是在化妝品中添加一些天然減肥中草藥，如在藥物減肥法中，提到的海藻精添加到化妝品中，使用數月後，會收到一定的減肥效果。另外，在化妝品中，加適量的檸檬精油和洋蔥精油，都具有較佳的減肥作用。

7. 其他

除上述減肥法之外，還有本書介紹的音樂減肥法、減少睡眠減肥法、綜合減肥法等多種減肥法。

總之，減肥方法種類很多，但要達到減肥目的，貴在堅持，只有這樣才能有效減肥。

腦力勞動和肥胖的關係

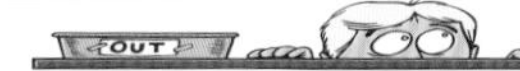

歐洲一家生物研究所經多年研究，不久前公佈，腦力勞動可消耗營養物質，有較好的減肥美體作用。

這是因為人在用腦時，可促使某些內分泌腺（如腎上腺等）的激素分泌量增加，這些激素具有加速物質代謝的作用。

如腎上腺素增加，能使肌肉和脂肪組織中的脂肪酶活性增強，使脂肪分解。而腎上腺素的大量分泌，使心輸出量增加，分配至活動肌肉的血量增多；肝糖原、脂肪分解增強，以提供更多的葡萄糖和脂肪酸，作為腦組織、心肌的能量來源。故經常從事腦力勞動的人，一般可收到瘦身的療效。

「腦力勞動」範圍很廣，如：研究天文、數學、設計電腦軟體、寫作、繪畫、讀書看報等都在此列。人們若能每天堅持「腦力勞動」，並注意「腦力勞動」與「體力勞動」相結合，不但能收到瘦身美體的效果，而且還能提高記憶力，防止大腦老化，益壽延年。但是，應提起注意的是，過分用腦也會造成腦疲勞。

「腦疲勞」是指一個人的大腦接受了周圍環境過量的資訊，以至於處理不力，使「大腦新皮質」與「大腦邊緣系統」和「間腦」彼此之間的平衡關係遭到損害，出現資訊流的增大和紊亂。這種「腦疲勞」長期得不到糾正，就會引起各種行為異常，出現不自覺的甚至是下意識的過食和懶得運動，肥胖也就「應運而生」。

顯然，在競爭激烈、資訊高度湧流、價值觀出現根本變化的今天，一個人如果缺乏自信和勇氣或不能做到勞逸結合，就極易出現「腦疲勞」。如有的人百無聊賴在電視機前邊捱時間邊吃零食，有的人躲避競爭，退縮到父母的羽翼下以胡吃猛喝掩飾自己的焦慮和不安，這都是形成肥胖的有力「原動力」。

單靠強迫節食和運動來減肥效果往往不可靠，也易於

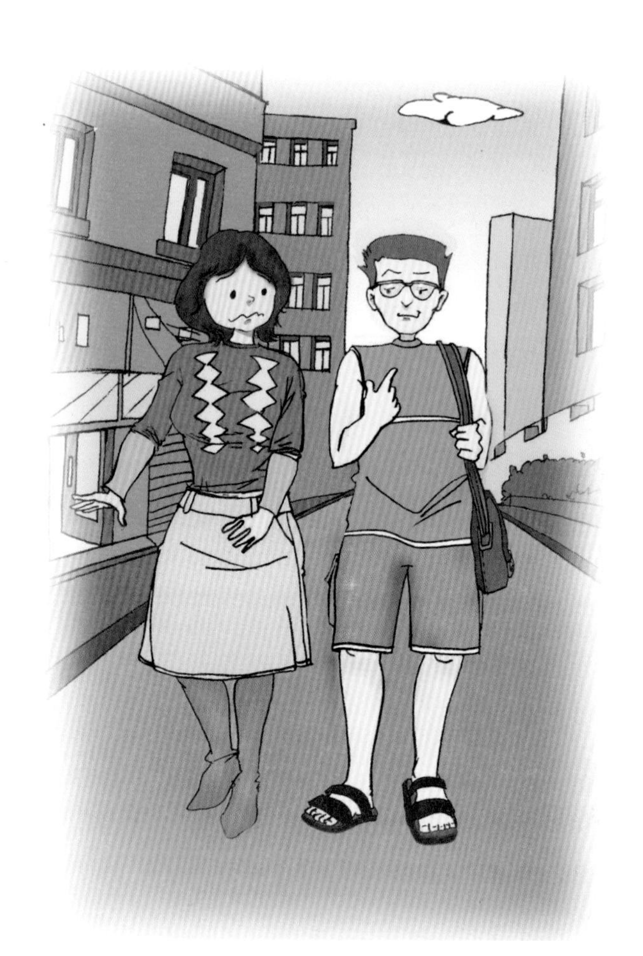

出現反覆。真正有效的減肥方法必須具備以下條件，一是要消除「腦疲勞」；二是要和風細雨，潤物無聲，採取患者能夠接受甚至是非常喜歡的方式循序漸進。為此，有三個原則值得借鑒：

第一，不能為了某一目的強迫自己，不能過分勉強，引起內心反感，誘發新的「腦疲勞」。

第二，減肥不能急於求成，不能突然改變飲食習慣，應該按步就班，循序漸進。經過一段時間，就會自覺地放棄原先不利於健康的不良嗜好與習慣。

第三，對有利於健康且自己非常喜愛的事情（或食物），要開始做（或吃），即使從一樣開始也好。這點最重要也最關鍵，接受它就是成功的第一步！不會造成厭惡和反感。堅持下去，既有助於恢復愉快心情和滿足感，啟動「大腦邊緣系統」，消除「腦疲勞」，也有助於自己慢慢養成有益健康的行為習慣。

根據肥胖很可能是某種營養素缺乏，是整體營養攝入不全面、不平衡的觀點，完全可以在質和量方面按照身體需要充分進食的同時實現減肥目標，而毋須特別節制飲食就能達到既讓自己心滿意足（起碼無明顯饑餓感），又能有效減輕體重的目的。

這種機制一旦形成，便能使減肥效果穩定持久地保持下去。按照上述方案減肥的患者，不但效果良好而且患者可保持精力充沛，堪稱理想減肥方法。

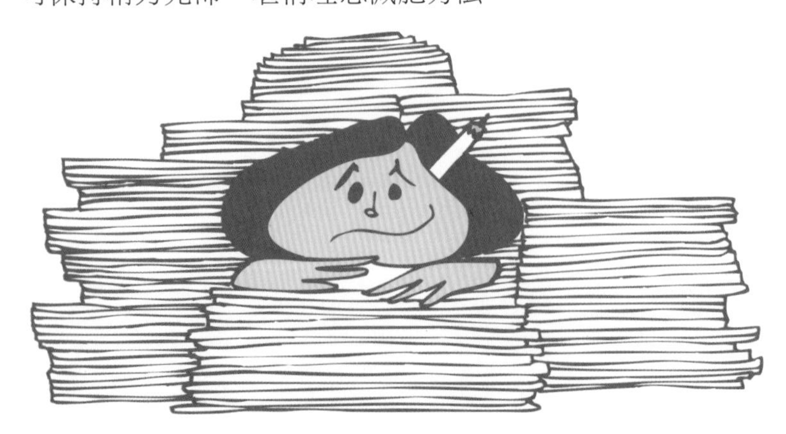

下篇　當今國外流行的瘦身方法

美國的手機享瘦法

美國是一個現代工業高度發達的國家，所以，人們的工作和生活中到處都充滿了高科技的影子。在電子通訊方面，美國一直是走在世界的前端。不久前的一次數據調查顯示，在美國，平均每人擁有 2.5 部手機和一部座機。居世界第一位。

移動電話擁有這麼高的使用率，與美國發達的電訊網路是分不開的。在這個國家，有非常完善的衛星通訊設備，無論是居家還是旅遊，也不管你是在世界的那個角落，都可以隨時接聽到訊號。

美國的一家電子科技公司的瘦身專家根據美國國情的這一特點，為瘦身者量身訂製了一款高科技手機，把手機變成了減肥工具。既方便又時尚，而且效果還很不錯，頗受減肥一族的喜愛。這款手機在基本功能上和一般手機沒有什麼區別，只是額外增加了一個功能表專案。使用者選定這個功能表之後，它就會出現減肥功能。所以，實際上，它相當於一個飲食監督器。可以隨時跟蹤手機用戶的

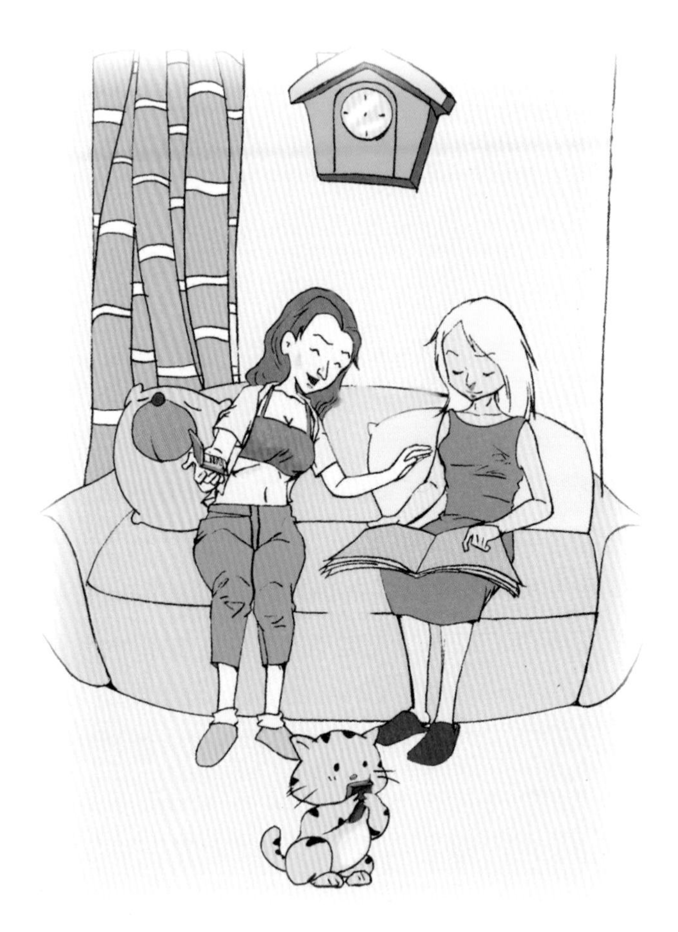

進食狀況，計算熱量和碳水化合物的含量，指導用戶在飲食上做出選擇。

另外，這款手機還儲存了許多和食物有關的資訊。所以，如果你想知道任何一種食物的屬性、成分比例，都可以問它，而它也能送上一份滿意的答案，告訴你這份食物的熱量、脂肪、糖類、蛋白質、鹽等的含量，並為你量身定做低糖低熱的套餐組合，內置的功能表會在營養充分的情況下，嚴格控制你所攝取的熱量。

根據使用這款手機的消費者反映，它的使用效果很好，可以時刻提醒人們注意身體的變化，避免過量地攝入食物，堅持一段時間之後，效果非常明顯。

英國人發明減肥床

英國是一個幸福的國家，很多人都非常會享受。在他們的起居飲食中，很重要的一個用品就是床。對英國人來說，沒有舒適的床，生活的樂趣一下子就少了很多。

為適應這一生活需求，英國的傢俱公司特別多。而為了購買一張舒適的床，英國人常常不辭辛苦的在大大小小的傢俱公司搜尋，希望可以讓自己滿意。另外，英國人買來的也並不是一勞永逸的，只要看到更好的，他們就會毫不猶豫地換掉。

根據本國人的這個喜好，英國的一傢俱公司發明了一種專門用來減肥的床。這種床設計得非常精美，而且還可以用來減肥，很受追逐潮流而又被肥胖所困擾的年輕人歡迎。

這種減肥床也是一種高科技產品，研製者在它上面安裝了一套電子控制裝置，每到預定時間，床面會自動上下左右顛簸不停，使貪睡者無法久睡，重要的是，它還綁有一條大號的「安全帶」，可以把使用者簡單鬆散地綁縛在

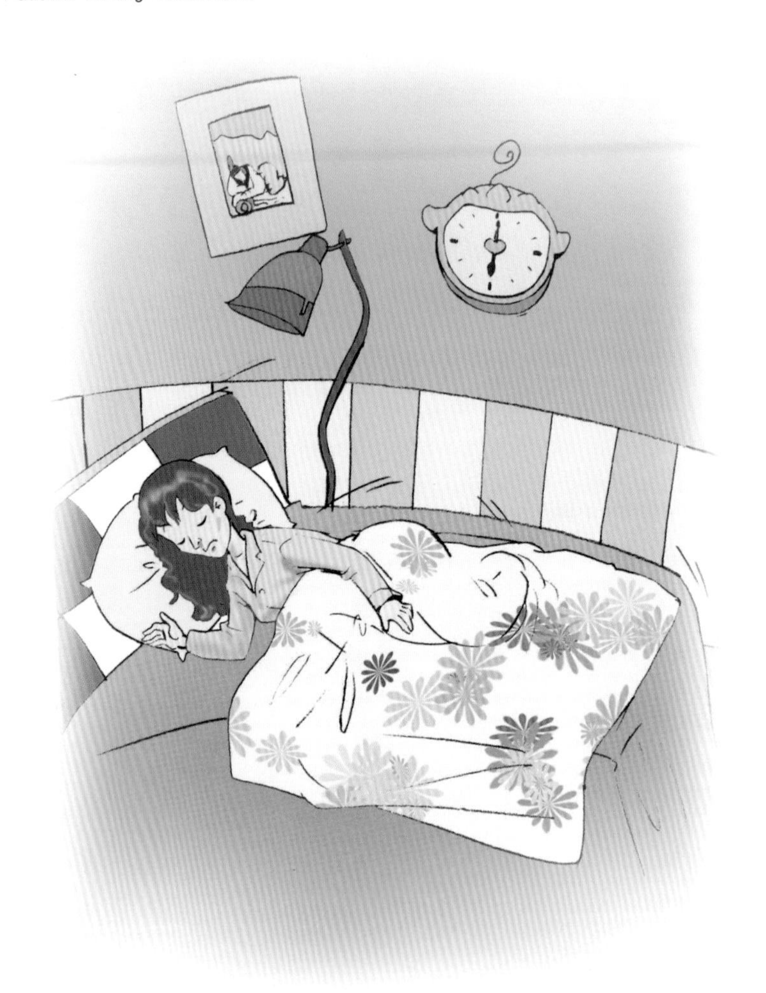

床上。這樣，既可以避免患者從床上摔下來碰傷，也可以保證把人搖晃得睡意全無，免得使用者立刻起床離開，換一個地方繼續睡，真可以說是考慮周到。

另外，購買減肥床還會贈送一套健身運動計畫和減肥菜單。上面有瘦身專家關於減肥的各種建議和指導，非常專業。

這種減肥床在一家瘦身俱樂部推出之後，立刻在市場上引起了很大的反響，購買者眾多，據該俱樂部在 3 個月之後的消費者回饋調查報告顯示，這種新式減肥用品的效果竟出奇得好，很多使用者的身材確實開始變得苗條起來了。

瘦身腰帶風靡日本

日本國土面積小，沒有太多的運動場所可供健身使用。所以，瘦身方法也是根據國情而定，別出心裁。

和服是日本的民族服裝，以高度的藝術性和獨特的款式聞名於世。這種服裝寬大舒適，美觀大方，上面的花卉、風景、人物等都栩栩如生，鮮豔奪目。和服的一個特點就是不用鈕扣，完全用帶子束腰和固定造型。而女士和服背後的背包，常見的有正方形、長方形、蝴蝶形和花瓣形等，是由一根寬腰帶結紮成的，其裝飾作用，使人顯得身材修長，風姿綽約。

根據日本民族服裝的這個特點，最近，日本東京的一家減肥瘦身中心研製出一種減肥腰帶，這種腰帶寬 15 公分，外層是尼龍，裏面是氯丁膠，還有一個可以調整穴點數量和位置的穴點盤，可以起到按摩作用。這種減肥腰帶的最重要的功能就是「燃燒脂肪」。

減肥腰帶的作用主要是以「桑拿浴」的方式，使身體

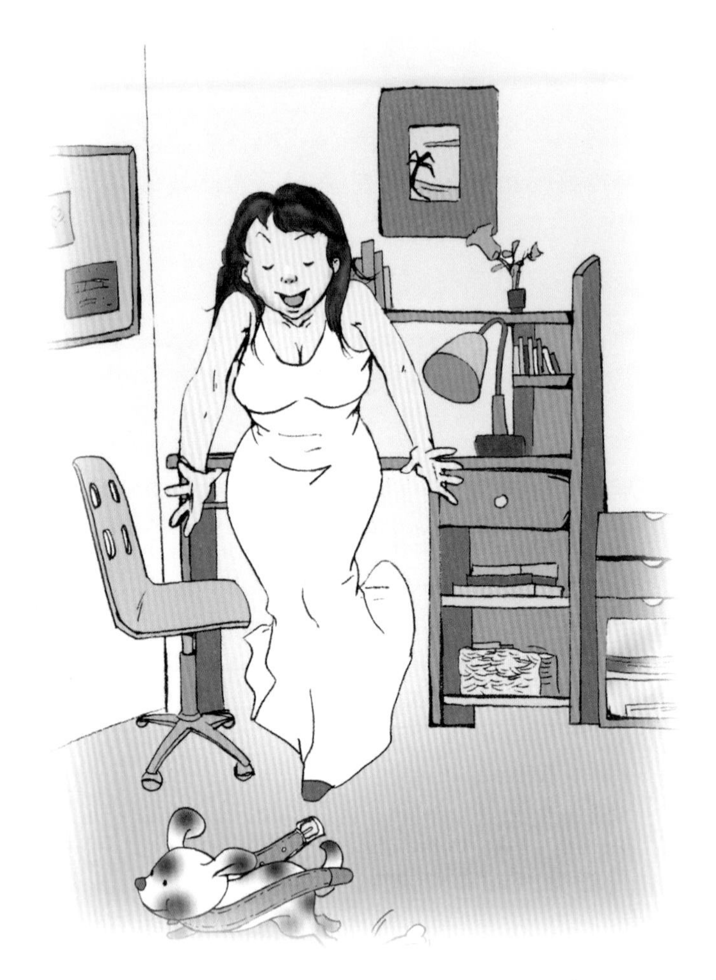

局部溫度增高，甚至發汗，加快血液循環以達到減肥的效果。浴後使用效果很好。

減肥腰帶可以讓使用者身體局部溫度升高 3～5 攝氏度，它可以很好地改善皮膚呼吸，使汗腺和皮脂腺分泌增加，加快脂肪分解速度，起到局部減肥的作用。另外，它還可以輔助起到調節神經和內分泌系統的功效，特別是對腹部作用明顯，可以抑制大腦調節食慾的神經，減少食慾，增加滿足感。

減肥腰帶在平時佩戴也有很好的減肥效果。人在行走時，腰部會不停地扭動，這樣就會起到按摩和搓擦的作用，而這些作用又會很好的促進身體血液循環，加速代謝過程，在不知不覺中起到瘦身縮腹美體的作用。

為了檢驗產品的效果和未來市場反應，該減肥瘦身中心的調查員還專門針對一些會員進行了試用。他們讓受試者每天陪著這種腰帶 5 個小時，結果，在 70 天的試驗期過後，所有受試者的體重都有所減輕，最明顯者竟然減去了 4 千克！

現在，日本已經有很多人開始使用這種方便而又快捷的減肥產品。因為它沒有年齡、性別等限制，而且減肥效果又很好，所以，很受大眾的歡迎。

比利時人的蛋白質減肥法

比利時是一個很講究飲食的國家，人們喜歡吃也會吃，他們很重視烹飪的技術，製作的美味佳餚，名揚世界。因而也常被稱為「烹飪之國」。

比利時人的食品以煎、炒、烹、炸、烤、燻著稱。所以，他們非常喜歡肉腸、火腿、牛排、羊肉等高蛋白的食品。此外，他們還喜歡吃巧克力、蛋糕、乳酪等食品。正是比利時人這種喜歡吃高蛋白食品的習慣，使他們擁有了自己獨特的減肥方法，這就是蛋白質飲食減肥法。因為這種減肥法是由羅伯特·愛肯斯博士最早提出來的，所以，也常被稱做愛肯斯飲食法。

對於無法克服食慾的人們來說，愛肯斯減肥法可說是一大福音。在比利時，愛肯斯被稱為低糖飲食之父，愛肯斯博士認為，人在吃下不適宜的食物之後，血糖上升，胰島素跟著上升。依照愛肯斯的說法，身體過胖的人，體內一直製造著過多的胰島素，所以，只要能禁絕碳水化合物，身體就能處於酮態，不僅食慾跟著消失，脂肪也會被大量分解。在開始採用此飲食方法減肥的前一個階段，碳水化合物的攝入量每天不能超過 20 克，兩個星期後，身體進入體重維持期，可將碳水化合物的攝入量增加到每天 40 克，這期間可以隨便吃蛋白質。

現在，比利時有 300 多萬人在採用蛋白質飲食法減肥。採用此方法減肥，能令肥胖者在比較短的時間內減去體重，而且，因為以蛋白質為主食，不僅不容易產生饑餓感，還能滿足口腹之欲，對於節食減肥者來說，可以說是比較理想的。

營養學家也對這種減肥方法予以了肯定：

首先，這種減肥法主張儘量少吃糖類食品、白麵包、義大利通心粉，因為這些食物會讓人體血糖迅速升高，還能激發人的食慾，不知不覺中吃下更多的食物。比方說，你早上吃的是果醬加麵包，那麼在午餐之前，你不僅會餓得快，而且食慾會比平時旺盛。

其次，它還告訴人們多吃動物蛋白質。這樣能很好地避免因為饑餓引起的大量進食，人體能分解脂肪和碳水化合物產生日常活動所需的熱量，而且通常的規律是先分解

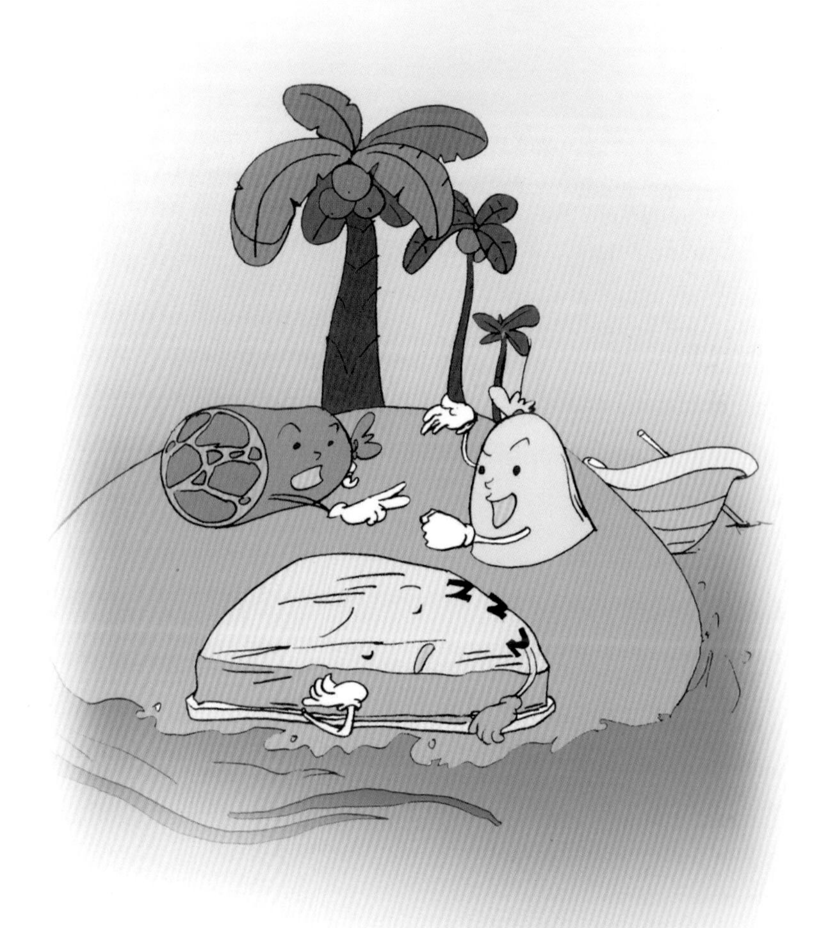

碳水化合物，所以，一旦截斷了碳水化合物的攝入，人體為獲得熱量會分解脂肪；另外，從蛋白質、蛋、魚和黃油等食物中能攝取大量的蛋白質，蛋白質則可以促進身體的新陳代謝，因而可以加速身體燃燒更多的脂肪。

但是，這種減肥方法只適合身體健康的人群，而高血壓、心臟病等心血管病患者不能使用。因為這種減肥方法會使減肥者攝入的飽和脂肪過多，會影響身體健康，特別是對心臟健康十分不利。

同時，需注意的是，不吃麵、飯及麵包類等飲食規則，或是晚餐不進食澱粉類食物的非常手段，幾乎都是高蛋白減肥法，這種只吃蛋白質不吃澱粉的減肥方法，短時間的確可以快速燃燒身體脂肪，而且不用忍受饑腸轆轆的感覺，還能使人立即感受到體重的變化。

但均衡營養是必須的，沒有糖類做燃燒的情況下，容易導致酮酸中毒，對腎臟造成極大負擔，以東方人來說，鹵蛋白質飯、牛蛋白質麵等主食，幾乎都以澱粉類為主食結構，想靠這個方法瘦一輩子，簡直是難上加難！所以，想執行這個非常手段，最好每次執行 3 天，千萬不要持續長久都不吃澱粉類食物。

雖然目前醫學界對於這樣的減肥法存有異議，但事實證明，每天將澱粉控制於 25 克左右而連續兩個星期，減肥效果幾乎是非常明顯的，這也是它為什麼在比利時流行的原因。

減肥食譜

絲瓜肉片湯

【原料】瘦豬肉 50 克，絲瓜 25 克，精鹽、味精、清湯各少許。

【製法】

（1）將豬肉洗淨，用刀切成薄片。絲瓜去皮、洗淨，切成片狀。

（2）炒鍋洗淨，放入清湯煮沸後，先將肉片放入鍋內，待湯微沸時撇去浮沫，加入絲瓜、精鹽、味精稍煮片刻，起鍋盛入湯碗內，淋上幾滴麻油即成。

熗鱔肉

【原料】鱔背肉 150 克，蒜頭 5 克，麻油 5 克，醬油、鹽、醋、糖、紹酒、胡椒粉各少許，蔥結、薑片適量。

【製法】

（1）將鱔肉洗淨，瀝乾水分，蒜頭去皮，用刀拍碎斬成蒜泥待用。

（2）鍋內放清水上火燒沸，放入紹酒、薑片、蔥結，鱔魚絲入沸水鍋內燙透，撈出瀝乾，整齊地排入湯盆內。

（3）鍋洗淨上火，放入麻油燒熱，蒜泥入鍋煸香，加入醬油、鹽、醋、糖、原湯調鹵汁，澆在鱔絲上，撒上一些胡椒粉，食時拌勻。

海帶燴雞柳

【原料】海帶，雞胸肉，紅尖椒、綠尖椒、蔥、薑，鹽、味精、沙拉油、高湯、澱粉。

【製法】

（1）海帶用水泡開、洗淨、切成條，紅、綠尖椒去籽後切成條，用沸水焯一下。

（2）雞胸肉切成條，用適量鹽、味精、澱粉碼味後，下油鍋焯一下，撈起後待用。

（3）鍋內放少許油，下入蔥末、薑末炒香，加高湯，並放入全部原料燴 3 分鐘，調味後，用澱粉勾芡，即成。

加拿大的生物鐘瘦身法

加拿大位於北美洲北半部，東瀕大西洋，西臨太平洋，是世界上海岸線最長的國家。

加拿大是一個生活嚴謹的民族，他們的一切活動都很有規律，到現在為止，很多地方都還遵循著日出而起，日落而息的習慣。他們的早飯時間都固定在早晨 7：30～8：30；午飯一般固定在 11：30～12：30；晚飯則是在 19：

00～20：00。

這種生活規律似乎有些死板，但是，正是這種看起來死板的生活規律成就了許多加拿大女性靚麗的身材。

加拿大的營養瘦身學家認為，從生物鐘的角度來看，人體的新陳代謝在一天中的不同時間是不同的，人可以利用這些不同的代謝規律來調整飲食，以達到瘦身的目的。

據現代醫學研究證明：人體早晨的新陳代謝比下午強，下午又比晚上和夜間強，其最高峰在上午 8 時～12 時，最低峰在凌晨 2 時～5 時。如果能讓飲食時間與人體生物鐘支配的新陳代謝高、低峰相吻合，就能取得明顯的

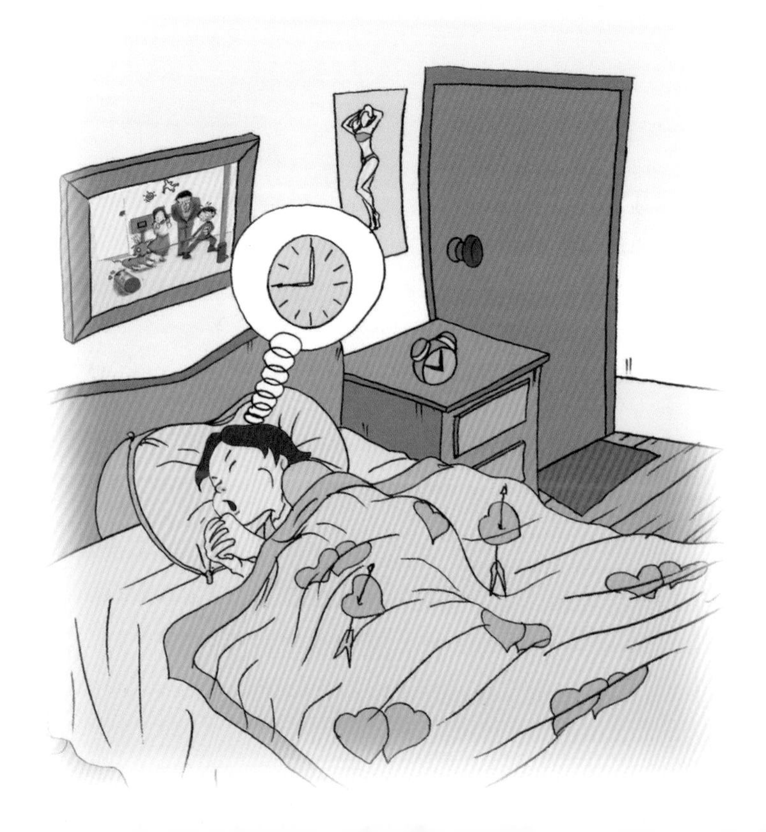

減肥療效。

在新陳代謝高峰的時間段內，稍稍多吃一點也沒有關係，因為攝入的熱量很快就會因旺盛的新陳代謝而被消耗掉，不會導致脂肪在體內大量堆積。

在新陳代謝低峰的時間段內，則應少吃一些食品，特別是少食脂肪含量高的食品，以免過多的熱量轉化為脂肪沉積於體內，造成肥胖。

這就要求減肥者早餐吃多一點，吃好一點，晚餐少吃一點，這與俗語「早上要吃好，中午要吃飽，晚上要吃

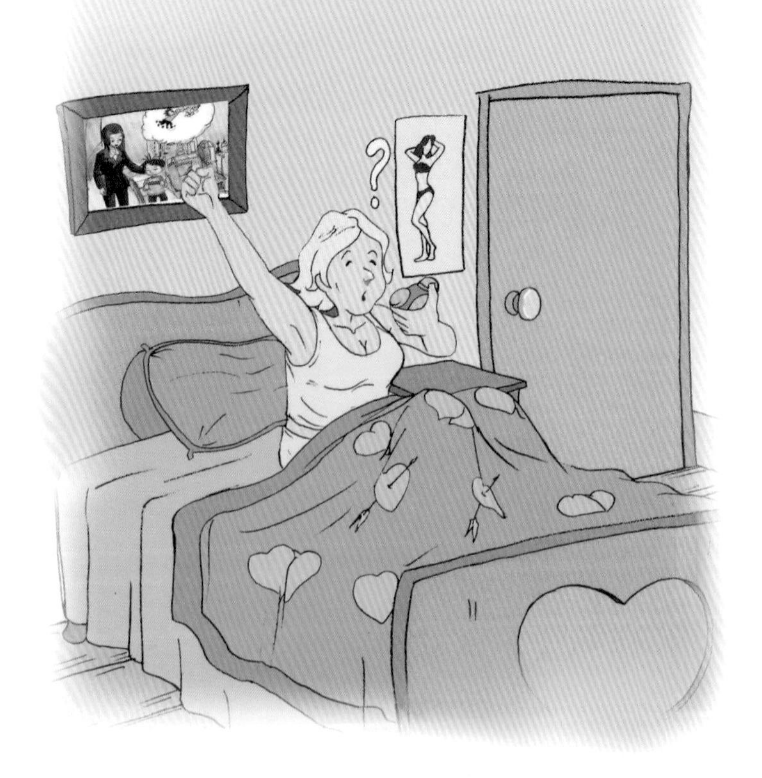

少」的飲食方法是一致的。

這是一種很科學地飲食控制法，它和刻意的節食挨餓不一樣，有其科學的規律和道理，不會對身體造成傷害。也正是因為如此，這種減肥方法深受加拿大體胖者的喜愛，並確實為他們減去了許多煩惱。

義大利人用咖啡瘦身

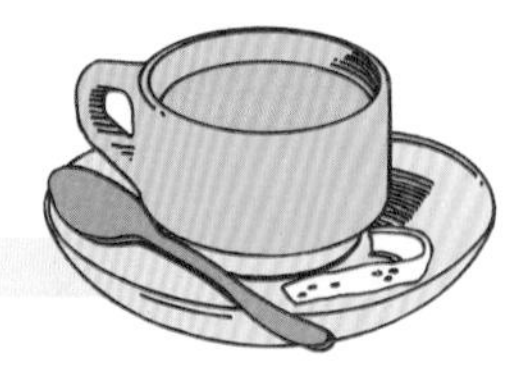

咖啡、茶、可可為當今世界三大飲料。咖啡是由烘烤和磨碎的咖啡豆製作的飲料，它幾乎是世界各國人民共同喜愛的飲料，世界每年的咖啡產量總計約是 500 萬噸。

喝咖啡可以使人提神醒腦，已經是眾所周知的事，但是，很多人對義大利人用咖啡瘦身一事並不瞭解。

義大利是歐洲經濟較發達的國家之一，該國人製作的比薩餅等美食世界聞名。義大利人的主食以麵為主，副食豐富多彩。義大利人特別愛喝咖啡。早餐、晚餐都要飲咖啡。義大利咖啡具有濃郁的香味和強烈的苦味，咖啡表面常浮著一層薄薄的咖啡油，這就是義大利咖啡誘人香味的來源。「我不在咖啡館，就在去咖啡館的路上……」許多義大利人都有這種對咖啡的喜好和飲用習慣。

據悉，義大利有位營養專家不久前證明：經常飲用咖啡有較好的瘦身作用。他認為，咖啡瘦身的秘密武器是咖啡中含有的咖啡因，它可以加速脂肪分解，使之釋放在血液中而轉變為熱量。咖啡因還有助於增強消化系統功能，促進機體新陳代謝，幫助減脂瘦身等功效。

每杯煮好的咖啡中咖啡因的含量，為每杯同量茶含量的1倍。咖啡因很容易被吸收，一般飲後1小時就可以在體內達到最高水準。從這一特點來看，喝咖啡減肥效果顯著也就不足為怪了。

該營養專家提出的咖啡瘦身法為：

1. 聞咖啡香味瘦身法

咖啡煮好後，先聞其香味，讓自己沉浸在濃郁的咖啡香味裏，咖啡的香味不僅使人穩定情緒，提高感官靈敏度，更能刺激減肥的意願，同時抑制對食物的欲望，避免過量攝入。以此達到減肥的目的。

2. 飲咖啡後的運動瘦身法

從營養學角度說，一天飲用3～5杯不加糖和奶的咖啡就可以達到理想的瘦身效果。飲用咖啡1小時後，血液中的脂肪酸濃度會增高，再配合適量的運動，就可以將脂肪酸變成熱量，有效地促進脂肪的燃燒。此類適量運動包括：游泳、登樓梯、慢跑、散步、健身操等。

3. 咖啡浴瘦身法

在溫度適宜的浴缸水中，加入1～2杯煮好的咖啡，攪勻，然後入浴泡15分鐘，沖洗乾淨即可。咖啡中的礦物質和有效成分，可促進肌膚中的脂肪分解，讓皮膚越泡越緊，使人苗條。

4. 咖啡液按摩瘦身法

將煮過的咖啡液放置溫度適宜時，倒在脂肪堆積的腹部、腰背部、臀部等部位，用手掌輕輕按摩，可促進血液

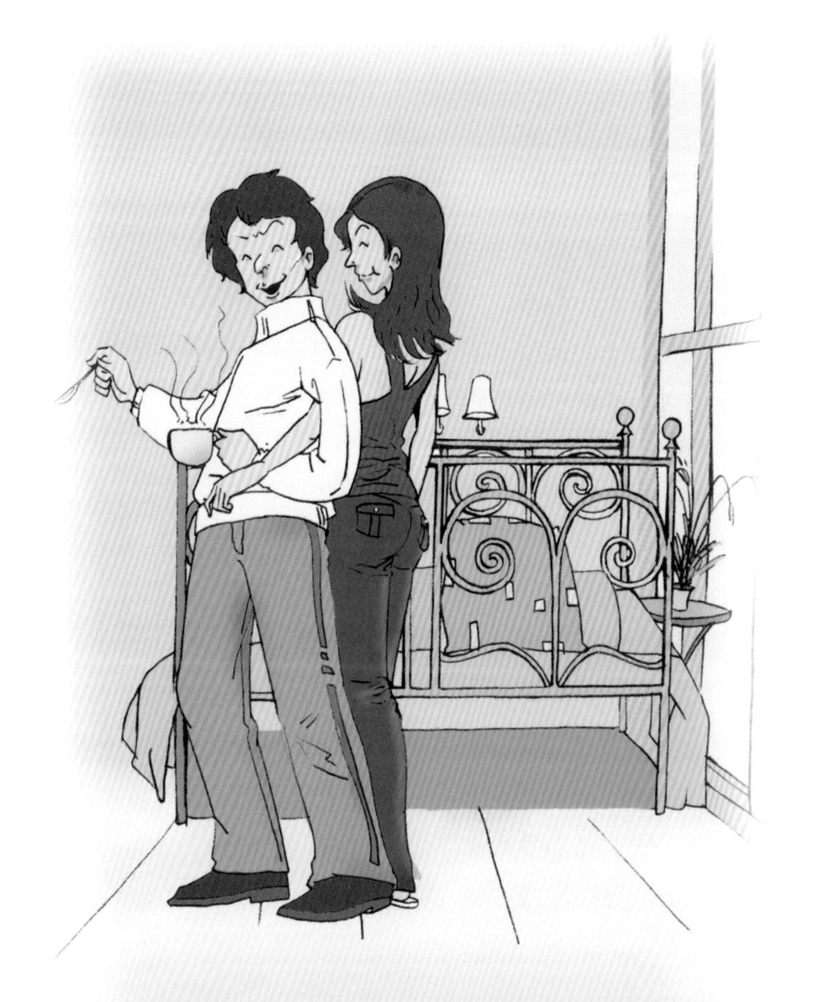

循環，引起人體局部肌肉組織發生相應的生理反應，使皮脂腺分泌增加，加快脂肪分解速度，達到美體瘦身的作用。

咖啡減肥療效可靠，但該專家也同時提醒人們，有幾種人不適宜喝咖啡減肥。

首先，由於咖啡鹼能使人興奮，引起基礎代謝增高，使需要安心靜養的病人無法得到良好的休息。所以，神經衰弱、失眠、甲亢等慢性病患者不宜飲用。咖啡鹼還能刺激胃酸的分泌，提高胃酸濃度，加重胃潰瘍病。所以，胃和十二指腸潰瘍病患者也不宜飲用。

其次，心臟病、高血壓等病人，不宜喝濃咖啡，因為喝濃咖啡之後，容易出現心動過速、焦躁、血壓升高等症狀，對病人不利。

時下，由於用咖啡瘦身有科學依據，而飲咖啡還是義大利人的一種傳統愛好，所以，現在義大利肥胖者用咖啡減肥已極為盛行。許多肥胖者常飲咖啡，加上運動鍛鍊，已告別了肥胖，使身體變得苗條健美了。

吃「豆腐」使荷蘭女士身材苗條

豆腐營養價值很高。豆腐富含蛋白質，可與肉類相比，但豆腐不含肉類油脂，不會令人肥胖，也不會引起心血管病。怪不得有人說豆腐是「植物中之肉」，「有肉料之功，而無肉料之毒」。

不分中外，豆腐一直是許多素食者的最愛。在第二次世界大戰時，豆腐就被盟軍士兵稱為「田裏的牛肉」。

荷蘭營養專家尼德羅教授對豆腐的營養價值是這樣評述的「大豆可以說是田裏的肉，含有豐富的植物性蛋白質。」豆腐原本是我國非常受歡迎的傳統食物。最初只有吃齋的僧人用豆腐代替魚和肉，現在它已經成為一種世界性的食品，流傳各地。而受益匪淺的荷蘭人已經開始用豆腐來減肥了。

豆腐是高營養、高礦物質、低脂肪的減肥食品，豐富的蛋白質有利於增強體質和增加飽腹感，有利於減肥的堅持。適合於單純性肥胖者食用。

豆腐是既美味，又具有超強減肥功效的營養食品，只要堅持 1 個月，就會有明顯的效果。現在，深受速食傷害的荷蘭人正在興起吃豆腐減肥的熱潮。

吃豆腐為什麼會減肥呢。看看下面的幾個原因就知道了。

1. 豆腐含有豐富的蛋白質，而脂肪含量卻很低，豆腐中還富含纖維素，纖維素可吸收糖分，從而緩解身體對多餘糖分的吸收。特別值得一提的是，豆腐還可解除饑餓感而幫助抑制脂肪生成，故可減肥。

2. 豆腐，只要不油炸油煎，熱量極低。豆腐含大量植物性蛋白質，吃進肚裏易飽經餓，不愧是優點多的減肥食物，但其蛋白質不易消化，氨基酸也不齊全，微量元素、維生素也不夠，故應另外補充含高級蛋白質的牛奶（脫脂

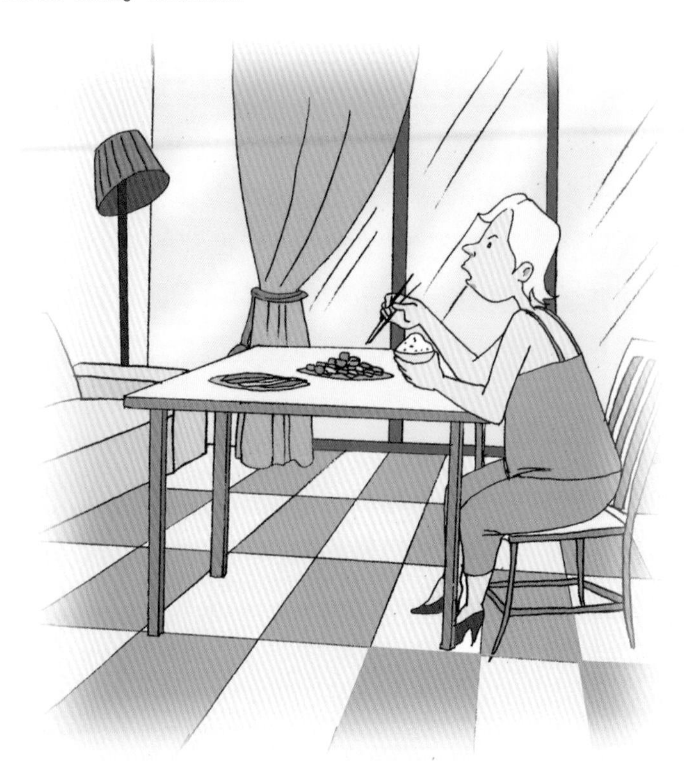

奶更好）和蔬菜。美國影星伊麗莎白泰勒曾靠吃豆腐減肥成功。

3. 有研究發現提高鈣的攝取可以減少脂肪的沉積。豆腐和牛奶都是含鈣量很高的食物，如果每天保證 1000 毫克鈣的攝取，對保持身材是非常有益處的，而鈣的來源最好是豆腐和牛奶。

每天進食熱量少於 1900 千卡，如果鈣的攝入少於每天 780 毫克，體內脂肪就容易增加，而當鈣攝取大於 1000 毫克時，體重相應下降 3～4 千克。在研究中發現，在進食相同熱量時，鈣攝取量越高，脂肪的代謝就越活躍，就越有利於保持良好的體型。因此科研人員建議，要想保持良好的身段，應該注意減少熱量攝入，增加運動，並增加來源於豆類和補鈣保健品中鈣的攝取。

在用豆腐減肥的過程中還應注意以下事項：

1. 用豆腐減肥時，一定要注意每天所攝取的食物熱量不能低於 1000 卡。

2. 多食涼拌豆腐，拒絕油炸豆腐，涼拌豆腐應少放香油。

3. 烹調時只選低膽固醇的植物油，油量宜少。

4. 減肥期間，不能再吃甜品。

5. 減肥期間，豆腐每日必吃，不能間斷。

6. 豆腐製品如豆腐乾、油豆腐、豆腐皮中的蛋白質含量高於豆腐，且都是減肥最佳食品。

在與其他食物搭配時，還應注意以下幾點：

1. 每天吃蔬菜加水果量不能少於 750 克，食用油應控制在 20 克左右。

2. 兩餐之間要加少量水果，每次大約 200 克。以黃瓜、番茄、蘿蔔等可以生吃的蔬菜代替水果更好。

3. 每天必須有葷菜。綠色蔬菜，最好還有菌類和豆製品，隔天吃一次海魚，一週至少吃一次海藻。

豆腐的減肥效果非常好，很多英國肥胖人士在食用豆腐一段時間之後，體重都發生了明顯的變化，有的人甚至在兩個月的時間裏就減到了將近 15 千克的贅肉，真的是非常驚人。

豆腐的減肥食譜

金銀豆腐

【原料】豆腐 150 克，油豆腐 100 克，草菇（罐頭裝）20 朵，蔥 2 根，水 100 克，湯料（粉狀）15 克，醬油 15 克，砂糖 4 克，蔥油 4 克，澱粉少許調成漿狀。

【製法】豆腐與油豆腐均切為 2 公分見方的小塊，鍋中加水，待沸後加入湯料、豆腐、草菇、醬油、砂糖等，共煮 10 分鐘左右，加澱粉漿勾芡盛入碗中，周圍倒入蔥油，表面撒上蔥段。

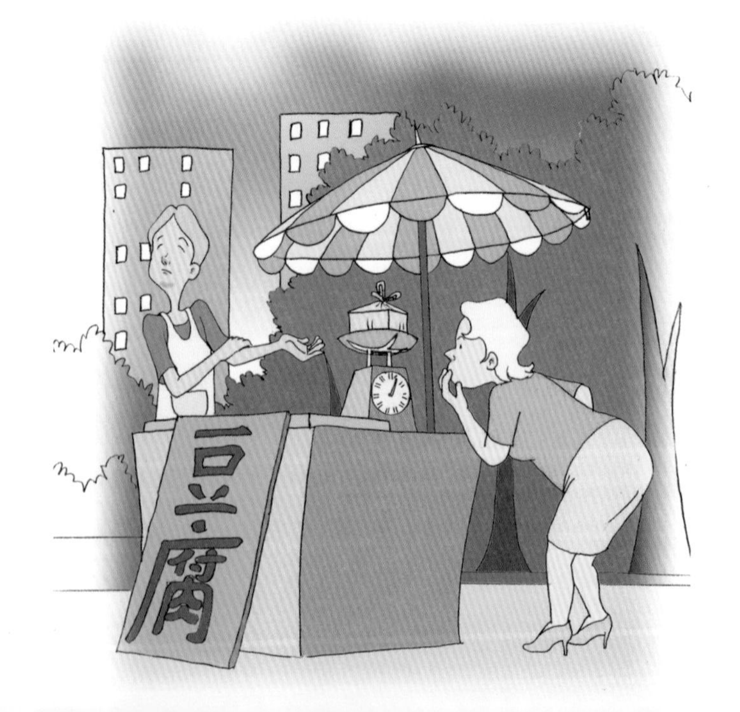

琵琶豆腐

【原料】豆腐150克，瘦豬肉末100克，雞蛋2個，澱粉、鹽水、料酒、胡椒粉、味精、蔥、薑各適量，火腿絲、水發冬菇絲少許，紅葡萄酒100克，高湯500克。

【製法】將豆腐在沸水中汆燙後搗成泥，與肉末、蛋汁、澱粉、鹽水、料酒、胡椒粉、味精攪打至黏稠，放入蔥、薑、水攪勻，再放入少許香油拌勻，用10個羹匙，每個抹少許油分別盛入豆腐糊，上放火腿絲、冬菇絲，上鍋蒸透，取出後去羹匙，將製好的豆腐丸擺在盤中。高湯燒沸，放入紅葡萄酒，再沸時澆在琵琶豆腐上即成。

香菇燴豆腐

【原料】豆腐200克，水發香菇（小朵）8個，植物油20克、醬油15克、鹽1克、味精0.5克、蔥片5克、薑片3克、水澱粉10克。

【製法】豆腐切成8塊長方形片，香菇洗淨後切去柄，炒鍋上火，油燒熱，用蔥薑片熗鍋至香，放醬油和香菇煸炒均勻後放水，燒至香菇半熟，將豆腐放入鍋中，並加入鹽，用鍋鏟推翻，使原料均勻受熱，繼續燒至香菇熟軟，豆腐入味，放味精，勾流芡，裝盤時將豆腐片整齊地碼放在盤中，每片豆腐上放一香菇，將芡汁澆淋在菜餚上即可。

澳洲的各個擊破瘦身法

這種減肥法最初是好萊塢女影星的「私家」瘦身法，後來在一次採訪中公佈於眾，很快就有了很多的追隨者，並成為眾多流行減肥法中的一種。

幾年前，拍攝電影時，有位女主角被冠上性感豐滿的稱號，之後，她的體重還增加了好幾千克，她自己也一度以此為榮，但沒過多久，就不得不接受好萊塢的遊戲規則，開始減肥，好在她有自己獨特的減肥方法，很快就實現了自己的目標。

她的減肥法完全來自多年的摸索，她自己將之稱為「各個擊破飲食療法」。她將臉部分為面容、輪廓、線條、皮膚質地（顏色、光澤與潔淨細嫩程度），然後逐一加以分析，瞭解之後，再利用飲食調整改善，應該進食幾次、補充何種纖維素及礦物質。

營養瘦身專家們總結這種瘦身方法認為，如果早上一起床發現臉部腫脹，那一定是吃了太多身體難以吸收或承受的東西，造成體內積水；如果一起床眼睛佈滿血絲，肯定是吃得太油膩，今天可得少攝取些油脂了；如果眼袋下垂、髮鬆，那麼一定是吃的東西含鹽量太大了，今天要吃些清談的東西；如果嘴巴發乾，代表礦物質、維生素攝取不足；掉頭髮則表示蛋白質的選擇不良；一早起床很疲倦，表示你該補充體力了；肩頸感到酸痛，也代表吃了太多油膩的食物。

不過，這些症狀通常不會快速出現，當出現時，就表示自己該回顧檢查一下自己吃下肚的東西。透過身體髮膚的觀察，瞭解營養吸收的狀況。其實，各個擊破的瘦身方法很簡單，只要加上一些細心和耐心，很快就會實現自己的減肥夙願了。

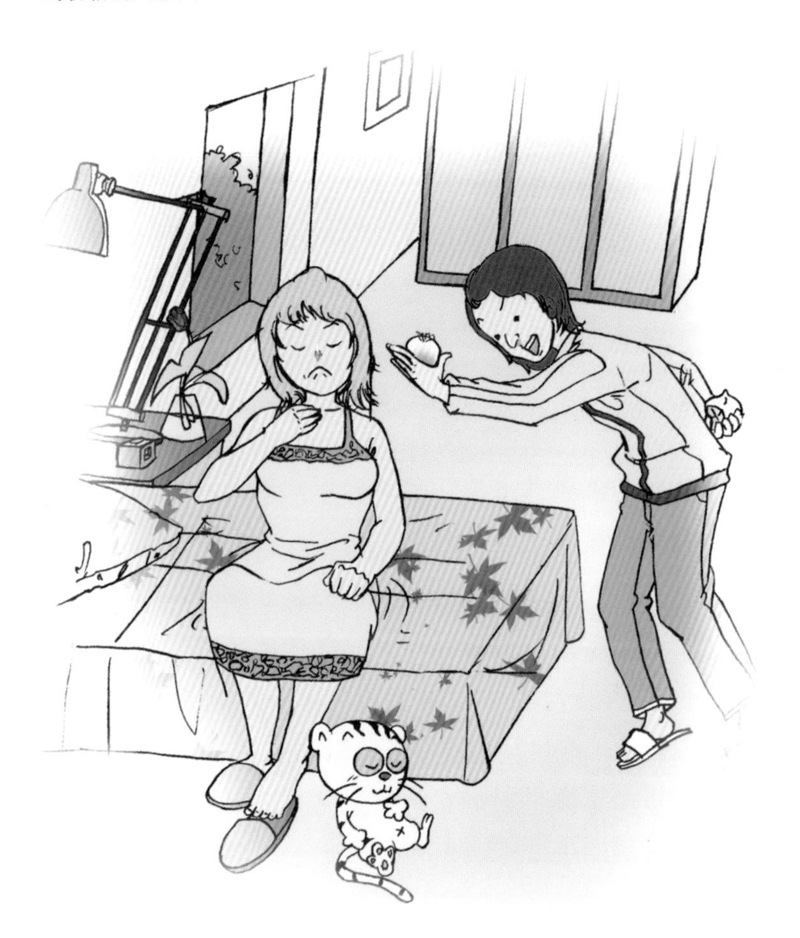

新加坡人的香味減肥法

新加坡是盛產水果的國度，除本國盛產的水果外，新加坡每年還要從國外進口大量的水果，其水果的消費量由此可見一斑。新加坡人最喜歡的水果是蘋果，其次是香蕉，然後還有鳳梨、檸檬等。他們不僅喜歡吃水果，更喜歡聞水果散發出的清香味。在新加坡，人均每天消費的水果數為 2～3 個。

新加坡一所大學的營養學博士根據本國人對水果及其香味的這種敏感性做過實驗：將薄荷糖、蘋果和香蕉這三種東西裝在一個容器中，讓實驗物件來聞它們的香味，每天 3 次，總共進行 6 個月。試驗結果顯示，嗅覺正常的肥胖者體重平均減輕了 14 千克！他還發現，一個人越是喜歡某種香味，這種香味對他們的減肥效果就越明顯。

根據博士的研究結果，當地一家製藥公司組織人員研製出一種減肥膏。這是一種與傷濕止痛膏般大小的藍色藥膏，可貼在手背、手腕和前胸。這種膏藥的成分主要是薄荷香精、蘋果香精、檸檬香精、葡萄柚香精等，它們可以促進體內的新陳代謝；並去除體內多餘的水分，消除水腫，減少食慾，並最終達到瘦身的目的。

有關瘦身專家也對這種新型產品持肯定態度。他們認為，這種膏藥的主要作用是充分調動人體的嗅覺器官，發揮肌肉也會呼吸的優勢，讓人從頭到腳，從鼻子到肺器官，從肌膚毛孔到肌膚深層的呼吸運動活躍起來，使新陳代謝加快，腸胃蠕動加快，食慾降低，減少體內脂肪堆積，減輕體重，所以，使用起來會有很好的瘦身效果。

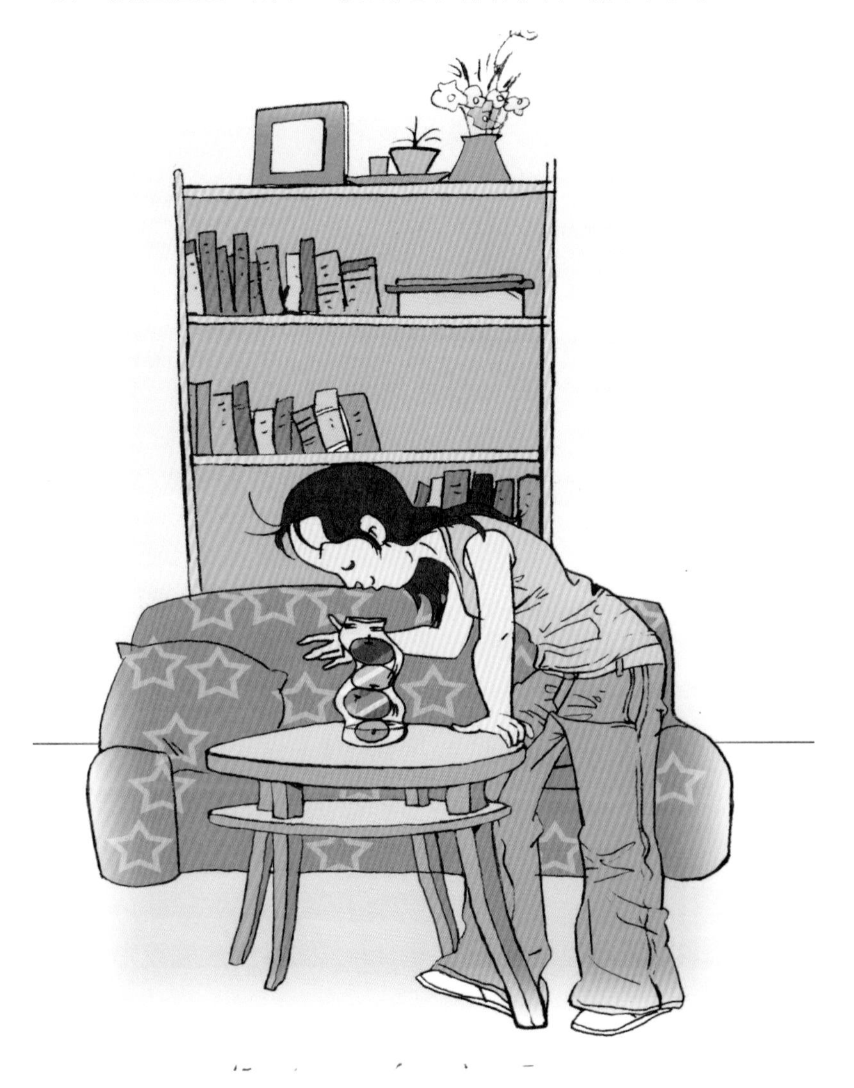

另外，瘦身專家還認為，這種減肥法和人體的感覺器官的綜合作用有很大關係，嗅覺會影響人的情緒和心理變化，馨甜馥郁、幽香宜人的味道會使人身心放鬆，感覺充滿愉悅，並使神經和內分泌失調的狀況得到改善，長期使用可以加快脂肪代謝，效果明顯。

減肥膏能較持久地發出一種香味，聞起來有點像杏仁、香草、蘋果味。肥胖者貼上這種「香味減肥膏」後，對巧克力、餅乾和甜點心的食慾大大減弱，從而達到減肥目的。

科學家們認為這是一種減肥新途徑，人們也許能在香味四溢的環境中輕鬆減肥。而且，最重要的是，很多減肥患者使用一段時間之後，感覺真的很棒。

舍賓瘦身在西班牙

西班牙人都愛好體育運動，最為有名的當屬西班牙鬥牛了。一提到西班牙，人們耳邊首先響起的恐怕就是那首聞名於世的鬥牛曲了。除了鬥牛之外，西班牙人還很喜歡網球、足球、游泳、體操等，這些都是很有群眾基礎的運動項目。時下的西班牙又在盛行一項時尚的運動——舍賓瘦身運動。

舍賓，就是英語單詞「shaping」的譯音，本義指的是形體雕塑。

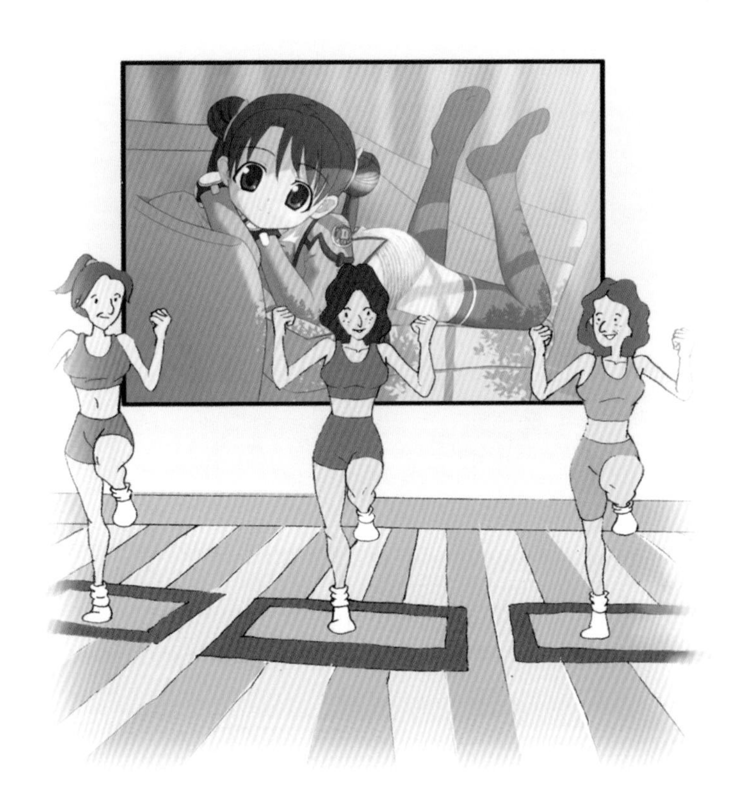

舍賓訓練的時候，首先是姿態練習。學員們穿著舞蹈鞋，跟隨教練完成一個個優美舒展的動作。接著換上高跟鞋，在樂曲聲中時而轉身留頭，時而上步回身，有時雙手交叉，有時右手滑落，在教練的口號聲中或收腹提氣，或雙手相抱……宛如 T 形臺上的模特兒。在姿態和步態練習之後，學員們重新換上舞蹈鞋，做協調性練習。隨著優美的旋律，在教練的指導和示範下含胸，抱腿，腳點地，手臂時而伸展，時而做波浪狀……很有芭蕾的韻味。

舍賓練習既包括了古典芭蕾的優雅，又融入了現代舞的奔放。既減肥，又塑身。舍賓的訓練也是非常嚴格的。在舍賓中心，都有關營養方面的規定，對運動前後水量攝入和補充要求嚴格。比如，訓練中以及訓練後不能馬上飲水，訓練結束 1 個小時後，方可喝水，但僅限於白開水，礦泉水，無糖茶水等。

舍賓減肥訓練時飲食上以少食多餐為原則，一般一天食譜為：早晨一杯牛奶、兩片麵包、一個雞蛋；上午一個水果；中午少量主食，一個雞翅或兩塊魚，蔬菜和粥；下午加一杯果汁；晚上以清淡蔬菜為主。睡前 3 小時內不能吃東西。

運動訓練針對女性腿內外側、臀部、上下腹、腰、上臂以及背部等脂肪易堆積的部位設計了一套五節運動訓練。

第一節，腿部。採取躺、臥、跪等體態，伸、屈、抬腿，以燃燒腿部脂肪。

第二節，臀部。趴在墊上，大腿根部和臀部用力，向上抬腿。

第三節，上下腹。主要採取仰臥起坐，鍛鍊腹部肌肉。

第四節，腰部。站立，兩腳固定，用力向側彎壓上體，最大限度地活動腰部脂肪。

第五節，上臂和背部。借助小啞鈴，向上、下、側方向抬舉啞鈴。

它透過電腦測評分別制定出適合個體的營養 + 運動 +

醫學＋心理學不同的訓練處方，完成從形體美到總體形象美化，從外在姿態美到內在氣質美的培養。舍賓形體運動設定的人體健美標準是形體的曲線美和圍度的比例美。參加舍賓運動的女性先要做一次身體測試，以後每個月進行一次複測，以便調整訓練計畫。

研究證明，使用舍賓瘦身法的肥胖者，在做各種動作時，身體的各個部位都會因為運動而產生摩擦。這種運動不僅能夠提高體溫調節的功能，還可以改善和提高心肺功能、消化系統的功能，並增加人體各部位的協調性，健美形體。

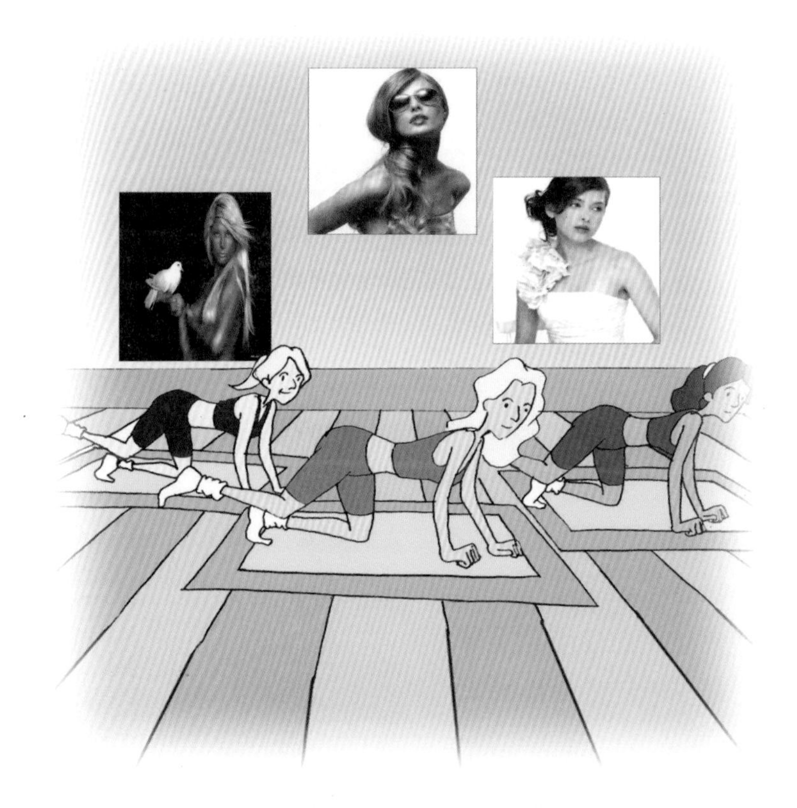

同時，大量的運動還可以使人吸收更多的氧，加速周身的血液循環，增強肺功能，讓體內的糖和脂肪等得到消耗，進而起到「燃燒脂肪」、減輕體重、瘦身減肥的效果。

因為有很好的減肥塑身效果，現在，西班牙的舍賓瘦身運動正在興盛，它使許多人告別了肥胖。

喜歡極限運動的加拿大人

肥胖已成為影響人類健康的大敵，減肥旋風刮遍全球。減肥機構如雨後春筍般興起，減肥方法也是多種多樣。在眾多的減肥方法中，運動減肥始終都不曾落伍過。而天生就有運動欲望的加拿大人，更是把這種瘦身的方法發揮到了極點。

加拿大是一個喜歡體育運動的國家，加拿大人也是極限運動和劇烈運動的愛好者，這就不難理解他們為什麼選擇高強度運動作為自己的瘦身選擇了。在這個國家，網球、冰球、曲棍球、壁球、高爾夫球等都很流行。而具有冒險精神的他們更喜歡極限運動。夏天的時候，他們會選擇衝浪和漂流，而冬天則選擇攀岩或滑雪。

加拿大的瘦身專家認為，強度運動不僅可以直接消耗人體熱量，而且還能提高人體的基礎代謝比（單位時間內維持最基本的生命活動所消耗的最低限度的能量）。使身

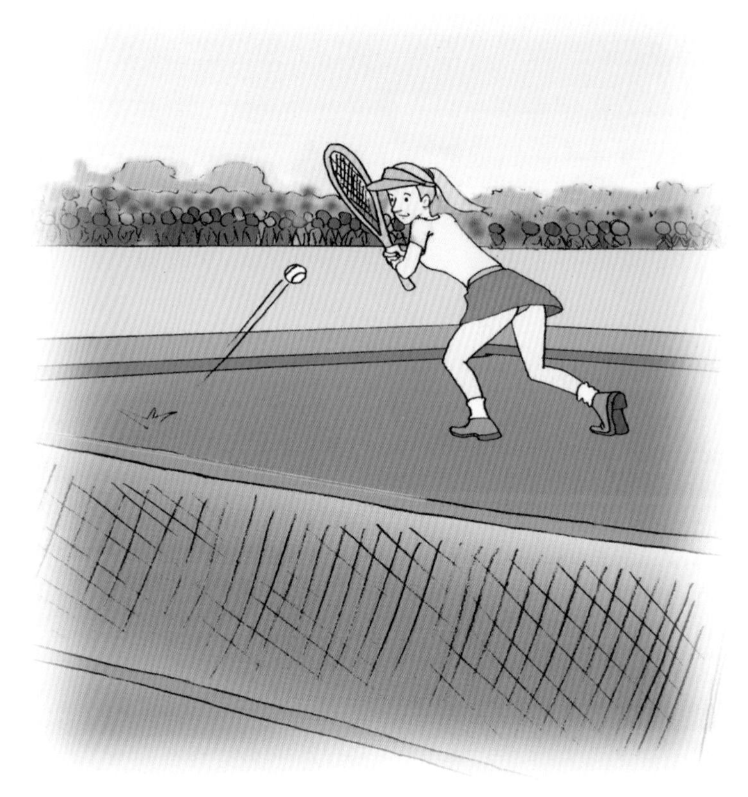

體在平時就能消耗更多的熱量。

基礎代謝的提高，主要來自臟器功能的改善，各組織細胞的增強和身體中肌肉力量的增加。運動有利於身體保持和增加肌肉，或延緩組織的消退，保持和獲得健美的體形。所以強度運動是最好的減肥的運動方式之一。它能直接地消耗脂肪，使脂肪轉化成能量被機體組織消耗掉。

強度運動減肥的科學方法是：減肥＝有氧運動+輕器械練習+適宜控制飲食+良好的生活習慣（大量消耗脂肪或分解脂肪）。

強度運動的效果是指糖、脂肪、蛋白質在氧的參與下分解為二氧化碳和水，同時釋放大量能量，供二磷酸腺苷（ADP）再合成三磷酸腺苷（ATP），然後由三磷酸腺苷（ATP）分解釋放能量，提供生命活動所需要的能量，由於脂肪代謝的特點必須是有氧代謝，因此減肥必須做有氧運動。

強度運動具備的條件是：

1. 有充足的氧氣參與運動。
2. 運動時間 30～60 分鐘。
3. 有效心率小於 150 次 / 分鐘。

強度運動的減肥功效主要有以下幾個方面：

1. 進行有氧運動，能改善心血管系統功能，促進心輸出量和肺通氣量功能的提高，提高人體耐乳酸能力，改善身體素質，增進健康。

2. 有氧代謝運動使人體肌肉獲得比平常高出十倍的氧氣，從而使血液中的蛋白質增多，供應全身營養物質充足，使人體內免疫細胞增多，促進人體新陳代謝，使人體內的致癌物及其有害物質、毒素等及時排除體外，減少了機體的致癌因數和致病因數，保證了健康。

3. 有氧代謝運動可明顯提高大腦皮質和心肺系統的功能，促使周圍神經系統保持充沛的活力，並且使體內具有抗衰老的物質數量增加。保持肌肉、心臟以及其他各器官的生理功能，從而延緩了機體組織的衰老進程。

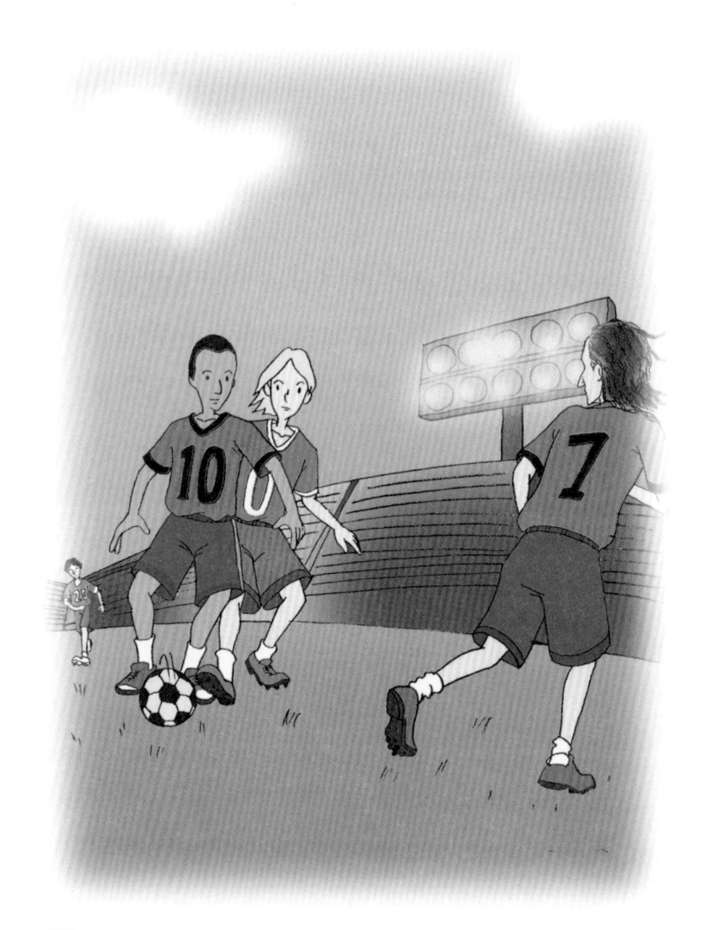

4. 有氧運動可以提高人體耐力素質，發展練習者的柔韌、力量等身體素質。

極限運動的最大好處是集減肥、美體、健身、休閒、娛樂等功能於一身，練習前後都能給人輕鬆愉快感，既可使人出一身汗，緩解心理壓力，保持良好的心態，又有很好的減肥功能。這就決定了它從一開始就受到大眾的喜愛和歡迎，並且效果明顯。

法國盛行雞尾酒瘦身法

西歐的許多國家都有飲酒的習慣，而這些國家中又以法國最為突出。法國人的宴會非常講究，他們喜歡飯前喝威士卡或羅姆等開胃酒。餐間還會飲用各式各樣的葡萄酒，在最後還要喝上一些白蘭地或香檳。

法國是名酒白蘭地和香檳的故鄉，酒店遍佈法國城鄉。善飲的法國人對飲酒的用具也非常挑剔。例如，用鏤

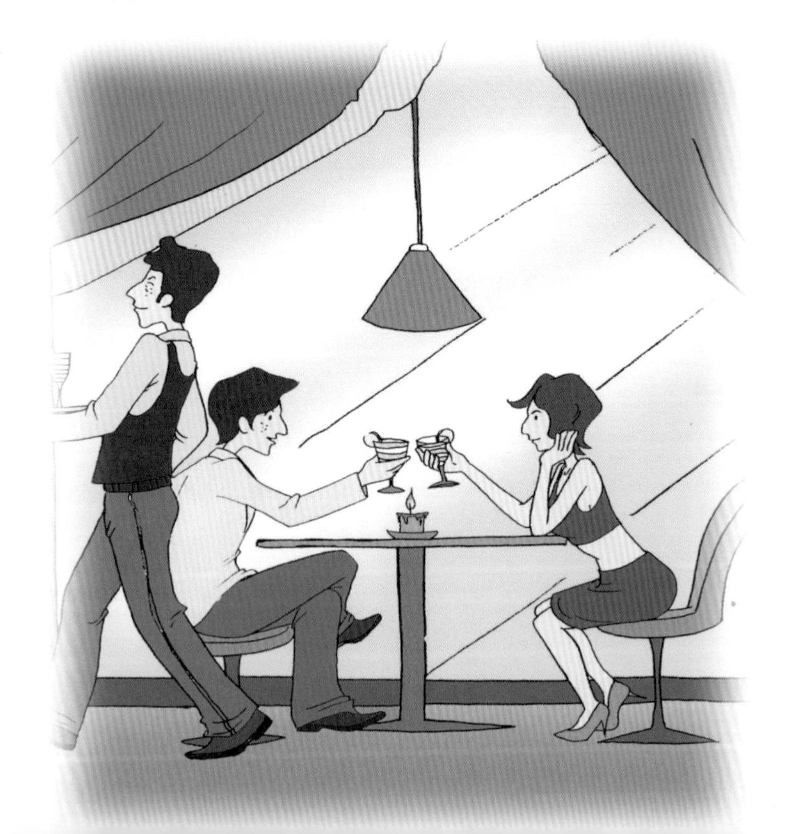

花大口半環球形的鷺鷥腳空杯喝香檳酒，用小口鼓腹的高腳玻璃杯喝白蘭地等。法國人還非常注重酒與酒和酒與菜之間的搭配。例如，在吃肉的時候喝紅葡萄酒，吃魚或海鮮的時候喝白葡萄酒。此外，法國人非常喜歡調配雞尾酒，幾乎每個法國男人都可以輕鬆地調配出幾款簡單而美味的雞尾酒來。

正是由於法國人對酒的這種執著和偏愛，才使他們創造出了一套用酒來瘦身的特殊減肥方法。

雞尾酒療法並無特定的配方，主要有以下成分和功能：

1. 澱粉酵素抑制劑：減少澱粉吸收。

2. 脂肪酵素抑制劑：減低脂肪吸收。

3. 糖質調節劑：可阻礙體內多餘糖類形成脂肪，加速脂肪燃燒。

4. 甲殼素：吸附油脂，增強免疫力，改變體質。

5. 車前子：利尿並提供纖維降低胃排空，產生飽腹感，減低食慾。

6. 纖體精華露：活化腺嘌呤核甘酸，促進三酸甘油酯分解成甘油及游離脂肪酸，促進脂肪燃燒。

7. HCA 氫基枸櫞酸：抑制新脂肪合成，脂肪合成降低、肝糖增加、易飽，可間接抑制食慾。

8. 鉻：提高代謝速率、減少蛋白質分解、增加蛋白質合成。

9. 綠茶：抑制脂肪分解酵素作用，有排脂之效。

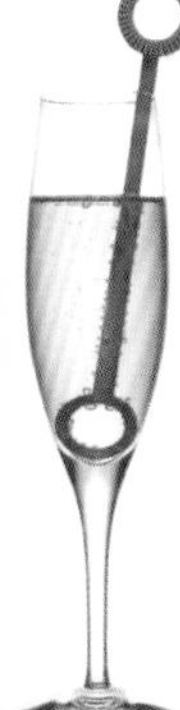

10. 膳食纖維：抑制食慾，降低熱量攝取。

使用雞尾酒療法減肥，事先仍需要依照體質做謹慎的評估。最好找美容瘦身的專業人士來量身訂制劑量和混合種類。

雞尾酒減肥法的減肥效果顯著，而且幾乎沒有任何痛苦；更重要的是，這種減肥方式就像是法國人的飲食習慣一樣，已經融入到了他們的生活當中，所以，它深受法國人的喜愛。

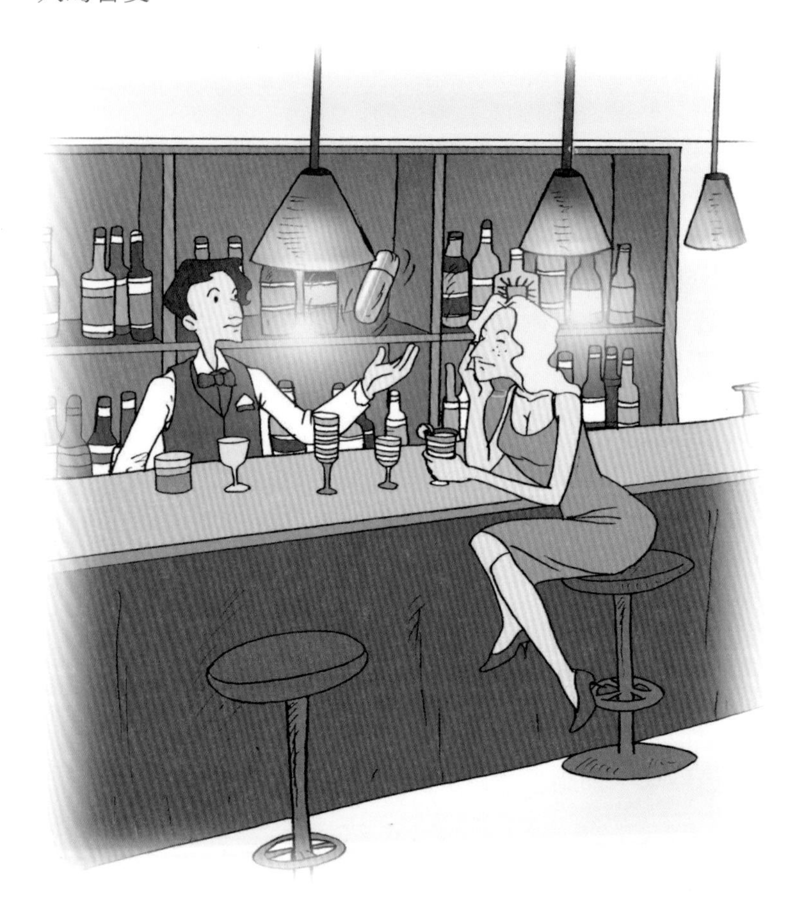

巴西的按摩塑身法

按摩塑身法是巴西科學家根據人體皮下脂肪和物理擠壓之間的關係提出的一種減肥塑身方法。這種塑身法是巴西醫學家從古老的中國醫學理論及臨床實際經驗中總結和研究出來的。因其簡單性和實用性而在巴西國內非常受歡迎。

巴西科學家發現，按摩能分解皮下脂肪，促進新陳代謝；經按摩分解後的脂肪，隨體內循環的淋巴液和血液排出體外。

其具體減肥原理爲：

1. 可以使局部體溫升高 2～4 攝氏度，進而改善皮膚呼吸，使汗腺和皮脂腺分泌增加，加快脂肪的分解速度，起到局部減肥的作用。

2. 規律而柔和的按摩可以調節神經和內分泌系統的功效，特別是對腹部使用該法時，可以抑制大腦調節食慾的神經中樞，減少食慾，增加飽腹感，進而起到節食減肥的作用。

按摩塑身法的具體方法：

1. 輕揉法

在需要按摩的部位，用手掌及手指頭充分和皮膚接觸，整個過程用力大小始終不變；要從離心臟最遠的地方，逐漸向心臟靠近。

2. 指捏法

不僅是表皮，還要捏住皮下脂肪，胳膊和手腕也要用力。

3. 拳壓法

握空拳壓脂肪，由輕到重逐漸加大力量，用力均勻而平穩，離開時力量逐漸收回。

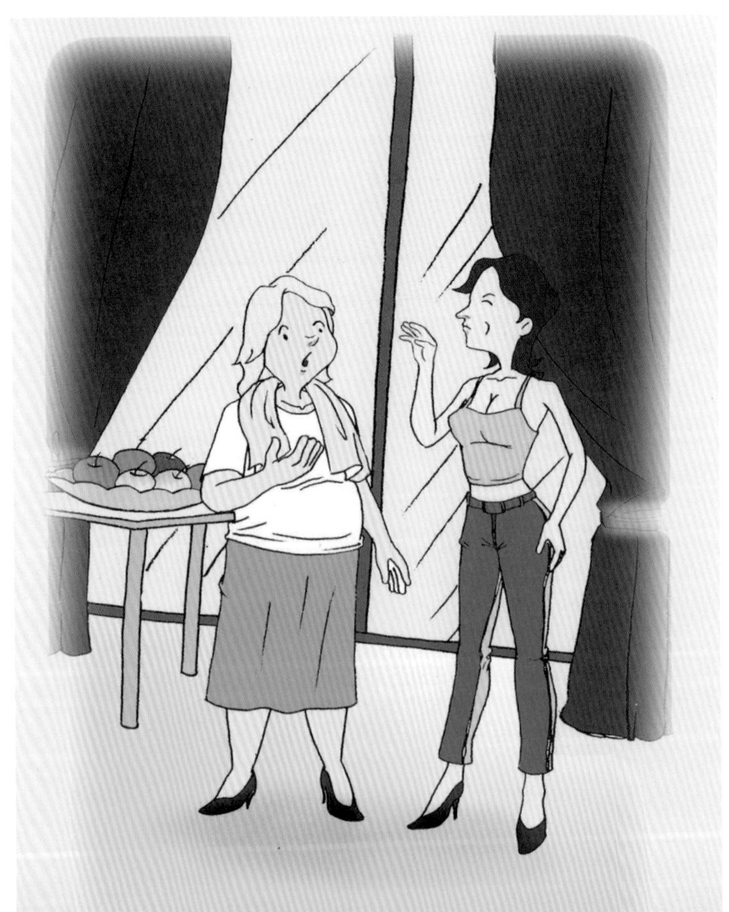

4.「S」形擰起

用拇指及其他手指把皮下脂肪捏起，左右手交替，使捏起的脂肪呈「S」形。如果只用手指捏就會出現手印，所以在指尖用力的同時，要做到整個手掌緊貼皮膚，均勻用力。

5.捻「S」形

與「S」形擰法基本相同，但不把肉捏起來，全手掌緊貼皮膚，手指頭輕輕用力，用兩手互相捻抓，就像擰厚毛巾。這是一種相當有力的按摩。

據巴西一家減肥機構的調查顯示，至今為止，這種按摩塑身法至少已使 2000 多名該國胖男遠離了肥胖的困擾，而女士的人數則更多一些，已有 5000 多名，其減肥效果非常明顯。

俄羅斯開啓「區域」減肥的秘訣

俄羅斯全稱俄羅斯聯邦，位於歐亞大陸的北部，領土包括歐洲的東半部和亞洲的北部，全國總面積一千七百多萬平方公里。俄羅斯也是一個科技較為發達的國家，近年來，他們根據生物學方面的研究成果，發明了一種新的減肥法，這就是區域減肥法。

俄羅斯生物化學家蒂娜・萊斯尼博士發現，實行低碳

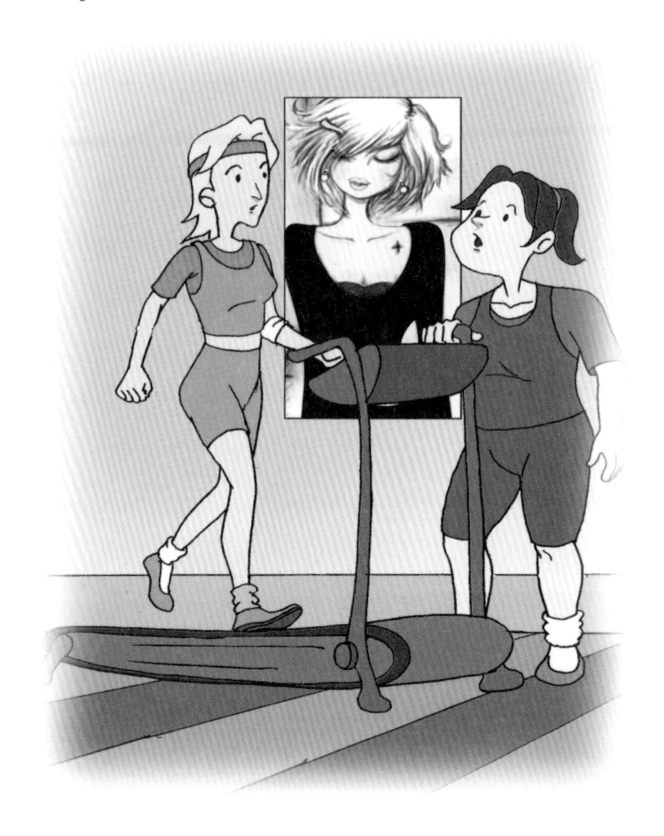

水化合物的飲食法，可以讓身體內分泌激素平衡，讓人進入輕鬆、愉快的狀態，這樣的狀態稱為「區域」，而這種減肥方法則被稱為區域減肥法。

當人自然而然地進入這個區域的時候，就無須挨餓減肥，根據萊斯尼的說法，碳水化合物容易使血糖升高，而血糖又容易導致高胰島素和肥胖，所以，減肥就得從這一系列連鎖反應著手，包括胰島素、血糖、脂肪等都被他稱為「超級激素」，一旦順利阻斷這些超級激素，人就能瘦下來了。

另外，區域減肥法還有些類似日本流行的低胰島素減肥法，在選擇食物種類時，選擇不讓胰島素迅速升高的食物，繼而讓血糖維持在穩定的狀態；一旦血糖穩定了，減肥者就不會有太多的食慾了。

那麼，不讓胰島素迅速升高的食物是什麼呢？就是越接近食物原始狀態的，還有能維持飽足感越久的越好。例如：地瓜雖然是澱粉類，卻因為擁有高纖維，能刺激和幫助腸胃蠕動，就能達到減肥的效果；很多肥胖人士所戒食的「三白」，比如說白米、白糖、白麵都是經過加工的食物，儘管能滿足口腹之欲，卻不能讓你更瘦更健康。還有適度的油脂，也可以幫助飽足感提升，降低對食物的渴求。

另外，麵包、米飯、義大利麵、胡蘿蔔、玉米、豌豆、馬鈴薯、香蕉、葡萄乾、木瓜、果汁、霜淇淋、蜂蜜和糖等，都是讓胰島素迅速升高、不鼓勵大量攝取的食物。雞肉、魚肉、燕麥、蔬果則是多食無礙。

區域減肥法並沒有嚴格之規定，只要掌握了下面的幾個要點就可以順利實現減肥的目的。

1. 選擇不讓胰島素迅速升高的食物。
2. 澱粉類控制於總熱量的 40%以下。
3. 蛋白質與脂肪類各約占 30%。

實際上，現在很多成功人士都紛紛在飲食上奉行「戒三白」，這類飲食法就與區域減肥法的道理是非常相似的。

值得注意的是，這種減肥法有一定的適用範圍，肝、腎方面的疾病患者，最好不要嘗試這種減肥法，因為這樣容易增加腎臟負擔。

馬來西亞的水中健走塑身法

馬來西亞位於東南亞，在太平洋和印度洋之間，海岸線長達 4830 公里，而且由於是熱帶雨林氣候，雨量充沛，內地多河流湖泊。正是這種得天獨厚的地理條件才成就了現在正在那裏流行的水中健走塑身法。

在馬來西亞，成千上萬的人到大海和游泳池裏健走。水中健走已成為當今馬來西亞最新的一項健美塑身運動。

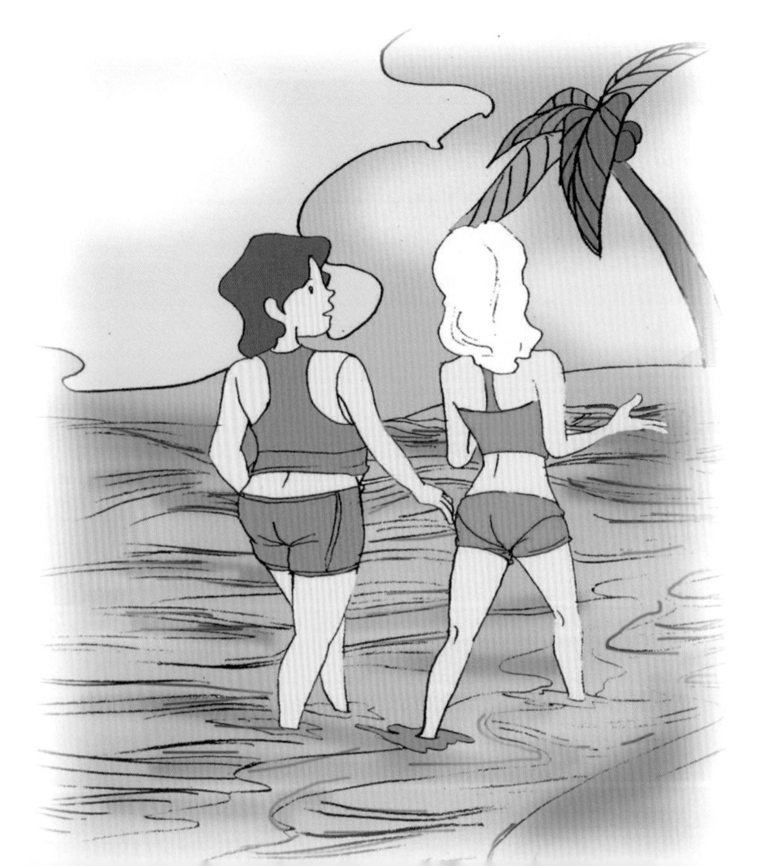

水中健走是利用水的溫度和水的阻力，來加大運動的強度以及表面皮膚血液的循環速度，水在膝蓋的位置才能更有效地達到健身美容和驅除身體代謝廢物的目的。

人體有很多穴位，而水中的快步走可以使水形成一種良好的壓力，對穴位起到按摩的作用，而這些穴位中，有很多是直接控制血脈和脂肪消耗的；所以，對減肥有很好的療效。健走可以使呼吸和循環系統得到很好的鍛鍊，活躍筋絡關節，增加肌肉力量，減少贅肉和脂肪。

做水中健走運動，身體應垂直懸浮於深水中，鼻孔比水面稍高一些，四肢如水車輪般猛烈划動，像在水中撲騰的鴨子動作一般最為適宜。

瘦身運動專家認為，對許多未受過正規運動訓練和年紀較大的人來說，水中健走是一項理想的運動。因為在水中健走，能平均分配身體負載。水中健走比陸地跑有明顯的優點，在陸地，每跑 1.6 千公尺（1 英里），運動者的每隻腳就得撞擊地面 1000 次左右，他的腳部、膝部和臂部都受到震盪，所以，常常使肌肉扭傷或韌帶拉傷；而在深水中，下肢受到的震盪為零，因而不會出現上述事故。而且水的阻力是空氣阻力的 12 倍，在水中跑 30 分鐘即相當於在陸地上跑 2 小時。所以，在水中健走是一項非常實際而快捷的塑身方法。

這種塑身方法對肥胖者來說是非常適宜的。因為水的密度和傳熱性比空氣大，所以，在水中健走時消耗的能量比陸地上多。試驗表明，在 12℃的水中停留 4 分鐘所散發

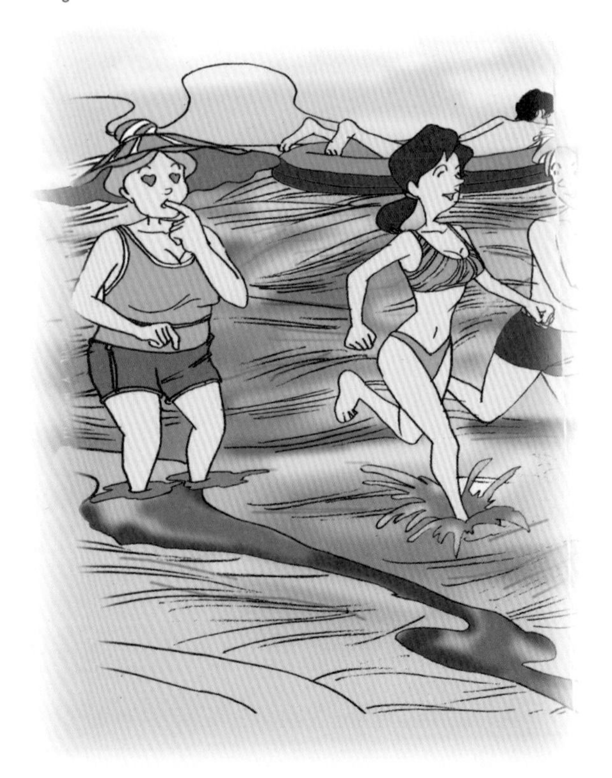

的熱量，相當於在同樣溫度的陸地上 1 小時所散發的熱量，陸地上全力跑 200 公尺大約消耗 75 千卡能量，而在水中健走 200 公尺要消耗 135 千卡能量。可見，在同樣的時間、強度下進行運動，水中要比陸地上消耗的能量多得多，這些能量的供應要靠消耗體內的糖和脂肪來補充，這樣就可以逐漸去掉體內過多的脂肪。所以，水中健走的減肥功效是非常明顯的。

水中健走的好處在於水產生的浮力抵消了一部分體重，不易出現肌肉扭傷或韌帶拉傷的現象。而且可以隨著天氣的轉涼，將水中健走場地轉至室內恒溫游泳池。

從生物學的角度來講，人的腹部和腿可由水的阻力得到很好的鍛鍊，這就意味著想減肥的人在水中健走，不僅可以去除腹部多餘的脂肪，而且能夠使雙腿纖長健美。所以，水中健走既可塑身又可健身，是減肥者的完美選擇。

但是，需注意的是，水中健走要循序漸進，不要一開始運動量就過大。塑身專家們認為，一個人在水中健走 5 分鐘後，心跳速度不應超過每分鐘 110～130 次，並以休息和運動交替進行為宜，否則可能會對身體有一些負面影響。

芬蘭的溜冰減肥法

芬蘭地處北歐，天氣寒冷，所以，這裏的人們都喜歡參加各種運動以增強自己的體質。

芬蘭是一個熱情的民族，如果你去到那裏就會看到，到處都充滿著青春和活力。他們熱愛音樂，熱愛戲劇，熱愛各種運動，比如足球、排球、籃球、羽毛球、健身操、游泳等，一些新型的運動項目則會得到迅速普及和發展。現在，在這些運動中，又添加了一個新寵——溜冰。

溜冰運動包括休閒式和競賽式等。溜冰的競賽項目很多，像競速溜冰、花樣溜冰、輪滑球等，有些還被列為世界錦標賽的正式比賽項目。

溜冰又稱滾軸溜冰、旱冰。在芬蘭，溜冰還是一種代步工具，不論是學生上學，還是年輕人上班，都是以「輪」代步滑行在街道上。所以，很多人都是這方面的高手。它的另外一大好處是可以用來減肥塑身，這也是它盛行一時的一個重要原因。

溜冰是一項有氧耐力運動，對人的心、肺很有益處，對人的雙腿、背肌、臀肌的健康發育生長均能達到好的鍛鍊效果；同時，可以很好地消除各個部位的多餘脂肪。

我們都知道，人在運動過程中，毛細血管會根據運動的強度適量開放，以增加血液循環的速度。在溜冰的過程中，人體肌肉的毛細血管開放的數目是平時的 2～3 倍。這會大大加快血液循環的速度，並燃燒掉大量的脂肪補充到血液中去。所以，溜冰可以很好地改善人體血液的新陳代謝，促進能量消耗，使體內多餘的脂肪迅速地轉化成糖融入到血液中去。

從生物學的角度來講，人的肌肉可以分為經常運動和不經常運動兩大部分。而溜冰運動則可以使不經常運動部分的肌肉、血管、神經得到經常性的鍛鍊，很好地消耗掉其中的脂肪，這是一種持續性的消耗，只要長期堅持，就會收到很好的瘦身效果。

下面我們來看一下溜冰運動的裝備和動作要求。

從事溜冰運動時，溜冰鞋是必不可少的裝備，溜冰鞋有直排輪式和雙排輪式兩種。

雙排輪式滑鞋是傳統的鞋型，至今不論在室外溜冰場還是室內溜冰館都是主流；直排輪式輪滑鞋則是近幾年由美國興起，進而盛行世界各地。現在，溜冰鞋已不是過去那樣樣式單調，人們運用自己的智慧，發明出健身用的休

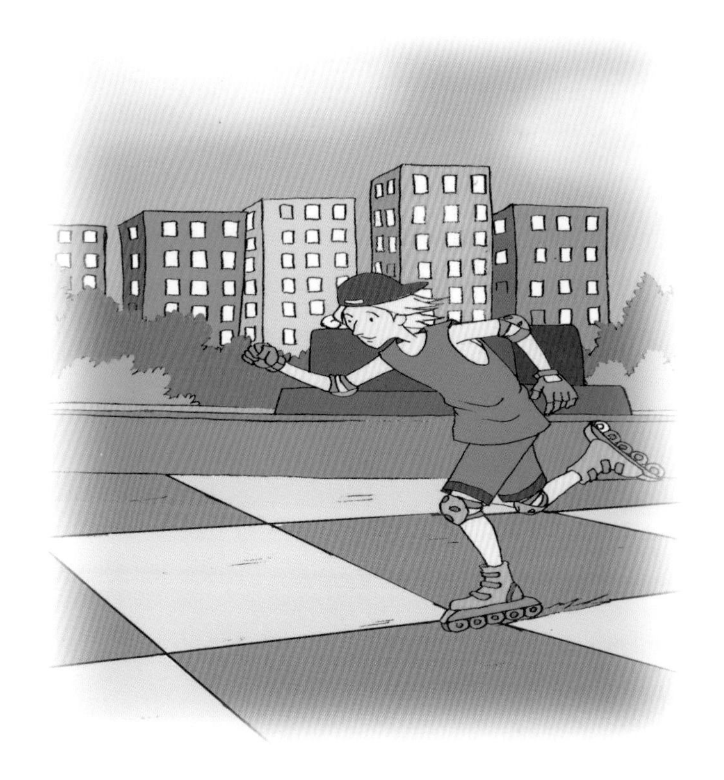

閒型溜冰鞋、比賽用的速度型溜冰鞋、表演時的技巧型溜冰鞋等。

場地：場地要求就是要像冰面一樣平滑，而對其他設備要求不是特別高，單排輪式溜冰也有用「U」形池的。

在您從事這項休閒運動時可別忘了佩戴防護用具。首先，要戴上護腕，因為，在溜冰中腕部是最易受傷的部位。其次，是佩戴好護肘和護膝，這些都是人體較脆弱的地方。最後，還必須佩戴頭盔，以保護好頭部。佩戴頭盔、護肘、護腕和護膝，這樣在從事這項運動時就基本上萬無一失了。

滑跑運動

1. 基本姿勢

① 上體前傾 60°～70°，正視前方 10 公尺處；

② 大腿與軀幹呈 140°，與膝關節呈 80°；

③ 背部放鬆，稍含胸，而肩稍向內含，臀部稍向後坐；

④ 兩腿彎曲呈半蹲狀，兩臂配合兩腿協調動作。

2. 簡單滑走

① 改變在陸地上正常走路時向前邁步的意識和習慣，建立外八字側向蹬出的概念。

② 在站立姿勢的基礎上，先邁右腳。將重心移到左腳，稍抬右腳向前邁一小步，迅速將四個輪子同時落地，並將重心向前移在右腳，兩臂自然配合兩腳協調動作。邁左腳時，動作及要領與右腳相同，兩腳交替反覆進行。最初學習滑走時，可在同伴的幫助下或手扶橫杆進行練習。

3. 簡單滑行

① 動作要求：左腳向左斜側方向蹬地面，右腳向右斜前方滑行。左腳蹬地後隨即將重心移向右腳，左腳離開地面變成浮足，並及時向右腳靠近，以便準備下一個滑步。右腳蹬地時左腳滑行方法要領與上相同。

② 兩腿彎曲，重心下降，兩臂於體側斜擺動，藉以幫助維持身體的平衡。

注意：身體重心向左腿或右腿的移動要及時。每次蹬地要注意保持向斜側方。浮足收腿靠近要及時到位。

4. 向前滑跑

① 基本姿勢：上體前傾約 30°，目視前方 10～12 公尺處。背部自然放鬆，稍收胸，兩肩稍向內含，臀部稍向後坐。兩腿彎曲半蹲，兩臂配合兩腿協調動作。

② 蹬冰動作：蹬冰動作要在滑行中進行，也就是說邊滑邊蹬冰。滑跑速度越快，則蹬冰應越向側向，這樣才能找到有力的支點。蹬冰要充分利用身體的力量。

③ 收腿動作：大腿要帶動小腿，膝關節要彎曲，腿部要放鬆。收腿動作既要放鬆又要迅速，要沿著最短路線收腿靠近（或滑足）。

④ 重心的移動：身體重心移動要徹底而恰到好處，使頭、膝、踝三點正好落在一條垂線上。兩臂的擺動與全身動作要協調配合。

直線滑跑的形式有剪刀式滑行和平行式滑行。

5. 滑行練習

① 單蹬雙滑練習

動作要領：右腳輪子蹬地，將重心推送到向前滑進的左腿上。右腳輪子蹬地後，迅速與左腿併攏成兩腳同時滑進。當速度減慢時，再用左腳輪子蹬地，將重心推送到向前滑進的右腳上，左腳蹬地後迅速與右腿併攏成兩腿同時滑進。

練習步驟：一腳蹬地，雙腳滑行一段後，再用另一腳蹬地做雙腳滑行，然後在滑行中用另一腳蹬地繼續做雙腳滑行，重複練習。

② 單蹬單滑練習

動作要領：上體前傾，兩臂要自然下垂或雙手互握，兩腳稍分開，呈外八字站立，重心放在右腿上，用右腳輪子蹬地，左腳向前滑行。伴隨蹬地動作的結束，將重心推送到左腿上，左腿成半蹲屈支撐慣性滑行，繼續向前收回右腿，同時左腳輪子蹬地。伴隨左腿蹬地動作的結束，將重心推送到成半蹲屈支撐慣性滑進的右腿上。

6. 蹬地、重心移動、收腿的連接直道滑行有三個重要環節：蹬地要有力，重心移動要及時到位，收腿要快，要乾淨俐落。

① 蹬地在滑行中進行，要邊滑邊蹬，滑跑速度越快，蹬地動作幅度越大，這樣才能找到有力的支點。蹬地要用爆發力並充分利用本身體重。重心要牢固地控制在支撐腿上，形成穩固的支點。

支撐腿與地面呈 70°左右的傾斜角度。蹬地腿與前進方向形成 20°左右的開角。上體、浮腿、兩臂要協調配合。

② 身體重心移動要及時、徹底、準確，使頭、膝、踝

三點正好落到一條垂直線上，兩臂擺動與全身動作協調配合。

③ 收浮腿時要用大腿帶動小腿，膝關節要微屈，腿部要放鬆，要沿著最短的路線收浮腿靠攏支撐腿。這三個環節既有分解又是有機地連成一體，每個環節要做得俐落，銜接恰當，兩腿交替反覆進行，這樣速度必然加快。

7. 全身配合

全身配合是完全滑跑技術和高速度滑跑的重要因素。

① 兩腿的配合：兩腿的配合是由四個時期、八個動作形成一個複合步，往復循環而構成的。

第一個時期：當右腿進行慣性滑進動作時，左腿是收腿動作。

第二個時期：當右腿進行蹬地動作時，左腿輪子開始著地動作。

第三個時期：當右腿進行收腿動作時，左腿是慣性滑進動作。

第四個時期：當右腿輪子開始進行著地動作時，左腿是蹬地動作。蹬地腿完成輪子蹬地動作後，收腿過程中應該是大腿積極地帶動小腿，以最快速度收腿，並利用收腿的過程充分放鬆腿部的肌肉。

② 上體、臀部與腿的配合：在用輪子蹬地、收腿、慣性滑進、出腿過程中，練習者的上體和臀部應保持與滑跑方向一致。在進入蹬地階段的慣性滑進動作中，重心應放

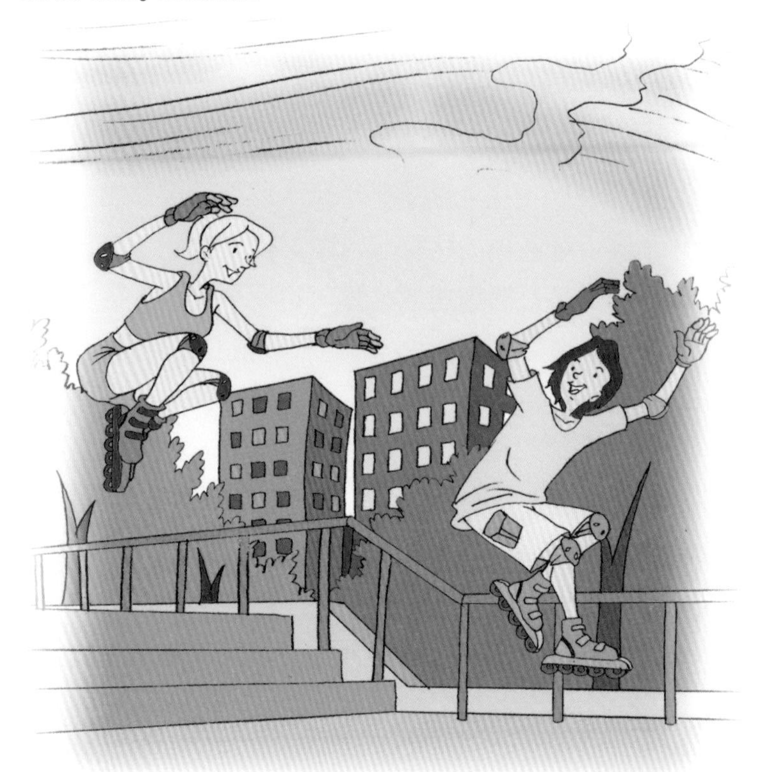

在蹬地腿上，上體、臀部向輪子蹬地的相反方向保持平衡移動。在輪子蹬地結束的剎那間，重心才移到新的支撐腿上，上體沿著新的方向，隨同支撐腿向前移動，儘量彎曲身體，上體不僅前傾，而且向左傾，滑跑速度越快身體的傾斜度越大。

初學溜冰時，最好的方法是：上體保持正直，在蹬地的一瞬間，要利用體重，兩膝要略微變彎曲，兩隻鞋應該是在身體下面平行的（朝著同一個方向，無論是左腿蹬地，還是右腳蹬地，其動作和要領是相同的）。

開始移動身體時重心移至蹬地腳，並以蹬地的內側

（身體向內傾斜，偏重使用內側輪）壓地，這樣就會產生動力使支撐腳向前滑動。浮足是由側後位逐漸向前移動，然後慢慢而又穩定地移動身體重心至另一隻腳，當蹬地腳離開地面時，也就是結束蹬地的時候。

當蹬地時，要保持蹬地腳在地面上，直到那條腿的膝蓋充分伸直，並且能夠舒適自然地抬起該足為止。

當蹬地腳從地面離開的時候，它就變成了浮足（或者叫自由足），在你彎曲浮腿膝蓋，並用大腿帶動小腿向支撐腳靠近著地以後，浮足又將變成滑足，與此同時另一隻腳將變成蹬地腳，這些過程反覆重現不斷循環。

當你已經能夠很容易地用腳的外側輪起步滑行的時候，最好進一步學習運用整腿的蹬地動作。也就是說，不能只用小腿蹬地，要想提高蹬地效果，必須學會用整條腿蹬地的技術——即蹬地時，伸展髖關節、膝關節和踝關節。

在使用溜冰運動減肥的時候應注意以下事項：

1. 學習時要逐步進行，在沒有掌握技術的情況下不可過度追求滑行速度。

2. 初學者應儘量戴好護具。

3. 要學會自我保護動作，簡單地說，就是跌倒時一定記住不可用手去撐地。

4. 滑行中要抬頭看路，注意觀察周圍的情況；不可只顧自己低頭滑行，以免撞傷他人或自己。

5. 老人或過度肥胖的人在運動時應有人在旁關照，以免出現意外。

在使用溜冰減肥之後，每週進行 2～4 次即可，每次鍛鍊 30～50 分鐘為宜，應注意不可太累或太頻繁。

泰國正流行格鬥瘦身

泰國全稱泰王國，位於中南半島中部，多山地和森林，氣候宜人。泰國人喜歡藤球、籃球，也愛好田徑和游泳等體育運動項目。而最受大眾歡迎的競技性項目是泰拳。

泰拳就是泰國拳擊，是泰國的國技，它源於古代的衛國戰爭，所以，泰國人民對它懷有深厚的民族感情。泰拳也因此而逐漸發展成為民族性的體育運動項目。如今，拳擊場已遍及泰國各地。

在泰拳的基礎上，泰國人民還發展出了跆拳道、自由搏擊等，並融合發展了國外傳來的空手道。現在，有人把這些競技運動項目綜合到一起，創新了一種新的瘦身方法——有氧格鬥瘦身。

有氧格鬥是流行於泰國的一種健體瘦身運動，並同時有防身的功效。有氧格鬥結合了拳擊、跆拳道、空手道、泰拳、自由搏擊及武術等項目的技術動作，並配以強勁的音樂，寓健體、瘦身於娛樂之中。有氧格鬥具有節奏快、強度大、減脂塑形的特點。它不是增大肌肉體積，而且消耗體內的多餘脂肪。經過一段時間的訓練，體型會有明顯的改善。

有氧格鬥瘦身方法中使用最多的就是跆拳道，這種格鬥方式以其變幻莫測、優美瀟灑的腿法著稱於世，人稱「踢」的藝術。它的腿法講究變化多樣和靈活多端，對人體的柔韌性、大腦反應的靈敏性和身體運動的穩定性都有很高的要求，特別是對腰肌的鍛鍊，既是對身體在進攻時保持平衡的要求，又打造出勻稱強健的腰部，使令人頭痛的腰部脂肪在運動當中燃燒殆盡。

那些成天抱著瘦身夢想的人們，不妨在工作之後的閒暇時間，來嘗試一下練習跆拳道。

近幾年，跆拳道館如雨後春筍般地建立起來，它們大多在大學或體育館內選址，為熱愛運動和健身的年輕人提供去處，在道館裏，紅男綠女在白色道服的裝扮下，格外地英姿颯爽。在凌空的飛腿當中根本就找不到多餘脂肪的

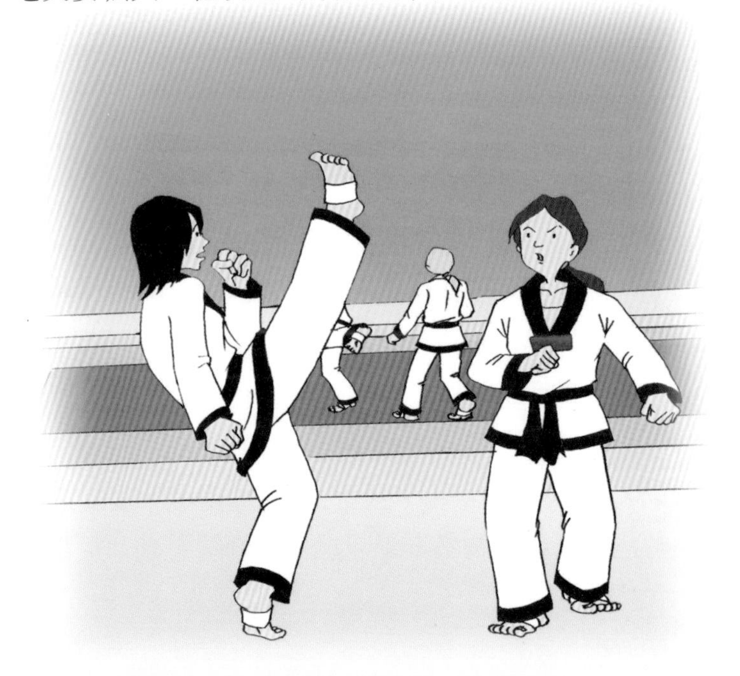

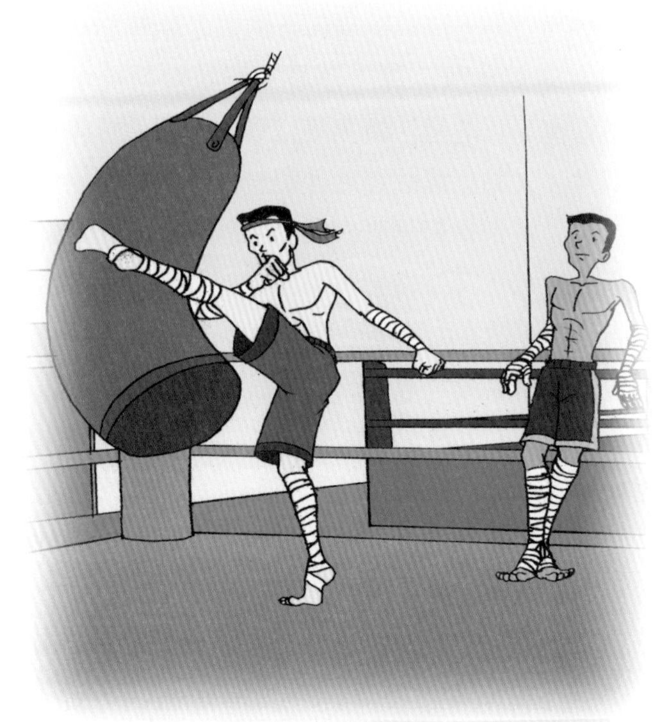

蹤影了，大家皆身手不凡，神采奕奕。

此外，用於瘦身的跆拳道充分地考慮到了現代人的生活環境和生存壓力，它強調身體機能的協調性，在序曲和尾聲當中，「精神統一」的鍛鍊有如老僧入定，在挪移翻飛之前先祛除雜念，安靜身心，可以讓人在心平氣和的狀態下，不知不覺達到瘦身的目的。這種方法既完美了身材，又強健了體魄，可以說是一舉兩得。

採用跆拳道減肥者應注意，這種運動存在一定的危險性，所以，在參加之前應做好充分的保護準備，並做好充分的預熱活動，以免損傷身體。另外，這種運動一般只適合年輕人，老年人參加應慎重。

令人賢淑而美麗的韓國束髮瘦身

韓國是一個愛美的民族，他們的街道和建築無不體現出這樣一種性格和習慣。而韓國女性更是愛美的典範。很多韓國女人都留有飄逸的長髮。她們把這當成一種賢淑和美麗的象徵。現在，一頭烏黑的長髮帶給她們的已不僅僅是美麗了，還可以幫助她們保持苗條健美的身材。

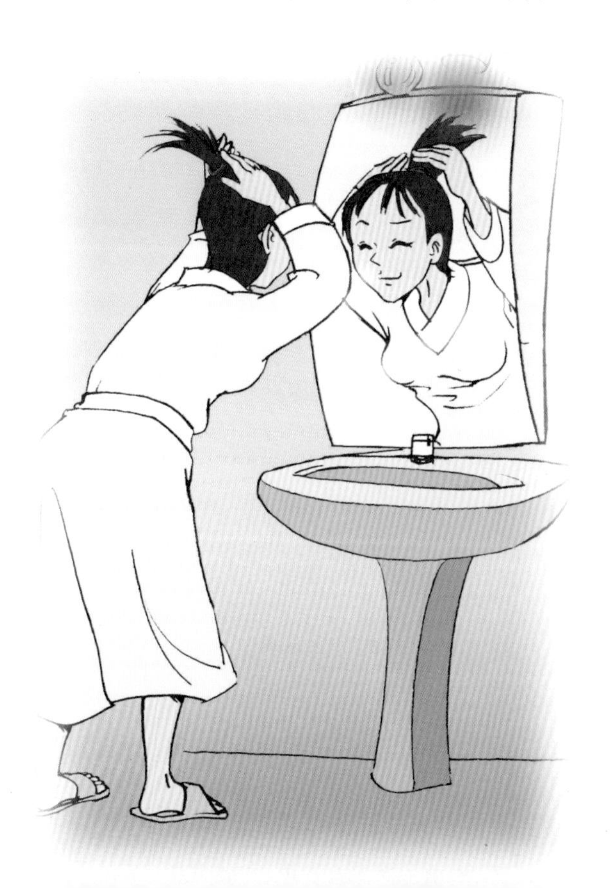

這就是她們獨特的束髮瘦身。

束髮瘦身法不需要太過劇烈的運動，只是用一些簡便又科學的方法，就可以幫助你完善體形。

束髮瘦身法可以由束髮來刺激頭髮的神經反射點，這些神經反射點是連接人體腰部、手腕、腿部、臀部等部位的神經末梢，對這些神經反射點的刺激可以立即被傳遞到人體相關部位，加強內臟的作用與加速血液的流功，最終起到增加肌肉活動量，促進燃燒脂肪的作用。

束髮瘦身的方法主要有以下幾個方面：

1. 手臂纖細法。從耳朵最高處至手指寬的地方對應的是瘦雙臂的區域。以此為中心將約拇指粗細的一束頭髮用橡皮繩紮起來，左右對稱各紮 1 個，堅持 12～16 分鐘。

2. 腿部變細法。從頭頂部中央取一束頭髮，向下擰轉，從頭頂部的髮旋開始，平握拳，約第 3 根指頭正下方的位置，對應的是瘦腿肚、腳的區域，在這個部位將頭髮紮起。時間以 10 分鐘為標準，想要連腳脖子一起瘦的人則需要更長的時間。

3. 臀部上翹法。從頭頂部的髮旋開始，平握拳，以第 3 根指頭正下方作中心，兩側各 4 公分的位置對應的是瘦臀及大腿肚的位置。將這兩個部位的頭髮紮起 10 分鐘。

4. 腰部變細法。在耳朵上方的最高位置處握拳，在中指的第一關節處、第二關節上的部位對應的是瘦腰的部位，將左右兩側的頭髮對稱地紮起 10 分鐘。

現在，很多韓國女性都保持著讓人羨慕的身材，這與他們中的大部分人堅持使用束髮瘦身有著很大的關係。

束髮瘦身方法對於不喜歡運動或性格比較安靜，或由於身體條件的限制不適宜做運動的人來說都是非常理想的；此方法有著很廣的適用範圍，所以，追隨者眾多，效果也很明顯。

德國流行唱歌減肥

唱歌也可以減肥嗎？減肥有這麼輕鬆嗎？答案是肯定的。如果你有機會到德國去體驗一下，就會知道了。

德國是一個樸素而好客的民族，隨時準備用他們全部的熱情和朋友分享。他們的服裝沒有特別明顯的民族特色，但穿戴都很整潔。德國人對音樂有著特殊的喜好。年

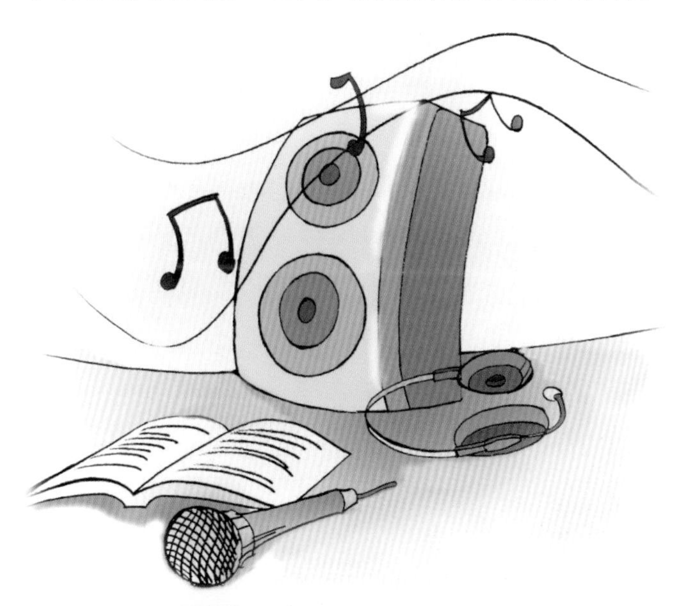

紀稍大一點的德國人都比較喜歡歌劇，而年輕一些的人則比較喜歡流行音樂。而他們中的許多人也都有自己唱歌的習慣。正因為這樣，德國的卡拉 OK 廳遍佈各地，而歌劇院的數量也是非常多的。但是，當初誰也沒有想到這種喜好竟然還可以在陶冶心情的時候，順便減減肥。

神奇的唱歌減肥法是德國一個名叫加里森的醫生最早提出來的。加里森是萊茵河畔一個小鎮上的內科醫生。他指出，想要減肥，一定得先燃燒脂肪，而當體內開始燃燒脂肪時，最先燃燒的便是中性脂肪。唱歌正好可以幫助其燃燒，若再加上載歌載舞的效果，唱完一首歌，所減掉的脂肪相當可觀。加里森曾經做過一個實驗，他找來 5 位女性分別唱 6 首歌曲，每人的曲目都一樣，在唱完之後測量她們體內的中性脂肪值。結果 5 人的中性脂肪值全部降低了，其中 3 人甚至降低了 50%以上，效果是非常驚人的。

但是，應該提起注意的是，唱歌減肥法的基本呼吸方法是腹式呼吸法，而不是我們平時的呼吸方法。也就是吸氣時腹部鼓脹，呼氣時腹部收縮。充分利用腹部肌肉的收縮效果，促進新陳代謝，同時也可鍛鍊腹部的肌肉。

使用腹式呼吸法的時候，橫膈膜的活動可以調節空氣的吸入和呼出量，脂肪分解時所需的氧氣便能充分地被吸收，這些都有助脂肪的燃燒。

唱歌減肥法的具體操作步驟如下：

仰臥在地上或床上，在腹部放上 1～2 千克重的物件，

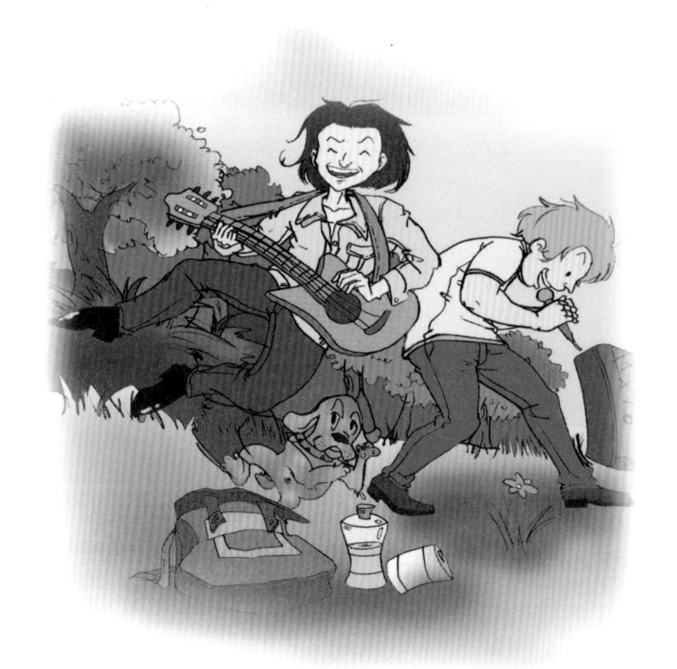

維持這樣的姿勢唱一首歌，切記要看見腹部一上一下的起伏著，才能確保你是用腹式呼吸。每日練習幾次，慢慢就會熟能生巧。

加里森認為，只要唱歌的方法正確，能夠充分利用身體各部分的肌肉和內臟，就可以消耗大量體能，也就是說如同做了運動一樣。他特別測量了一個人唱完一首歌後的氧氣消耗量，以及跑完 100 公尺後的氧氣消耗量，發現兩者的效果竟然相差無幾，這也就是說唱一首歌等於跑了 100 公尺的路程。既娛樂了心情，又減輕了體重，真可謂是一舉兩得。

難怪這種方法剛一提出，就有很多人投身其中了。

南非減壓瘦身法

南非共和國位於非洲南部，多森林，四季如春，風景迷人。

在非洲國家中，南非共和國是一個比較富裕的國家，人民的生活水準都比較高，許多人都有自己的私家車，但是，由於社會競爭的日益激烈，很多上班族不得不開始面對越來越大的生活壓力，他們必須掙更多的錢，用來養家，並買保險為自己的後半生作準備。

南非的營養衛生研究人員經過研究發現，壓力也是導致人體發胖的一個誘因。他們認為：長期壓力會使人胃口大開，導致體重增加，特別是中年的人群更是如此，而現在的社會競爭相當激烈，這就導致了肥胖患者的大量出現。所以，對於這個群體的人來說，減壓瘦身法是相當不錯的一種選擇。

南非國家衛生研究人員指出，女性在50歲左右因雌激素改變而出現大腹便便的情況有兩種：一種是靠近皮膚軟軟的可以捏起來的贅肉，人到中年就很難避免，但可以控制它的厚度。另一種贅肉就危險得多，它在腹部深層，是科學家們所稱的臟腑脂肪。

科研人員還指出，有害的壓力會促進人體內某種激素增加，這種激素會刺激食慾，讓人吃個不停。長期處在壓力下的人往往會產生逃避或對抗的反應，使大腦中樞認為身體需要更多的能量。身體也開始在腹部貯存更多的脂肪。而且生活壓力越大，腹部深層脂肪也越多。

可以由下面兩種方法減壓：

1. 鍛鍊方法：運動可以幫助「燃燒」多餘的脂肪，特別是一些舒緩的有氧運動，如太極拳，就是減壓的好方法，可以使心身得到徹底地放鬆。

2. 旅遊觀光：在壓力過大時，或是緊張的工作後，不妨去欣賞一下湖光山色，走進大自然，讓自己融入美好的景色之中。

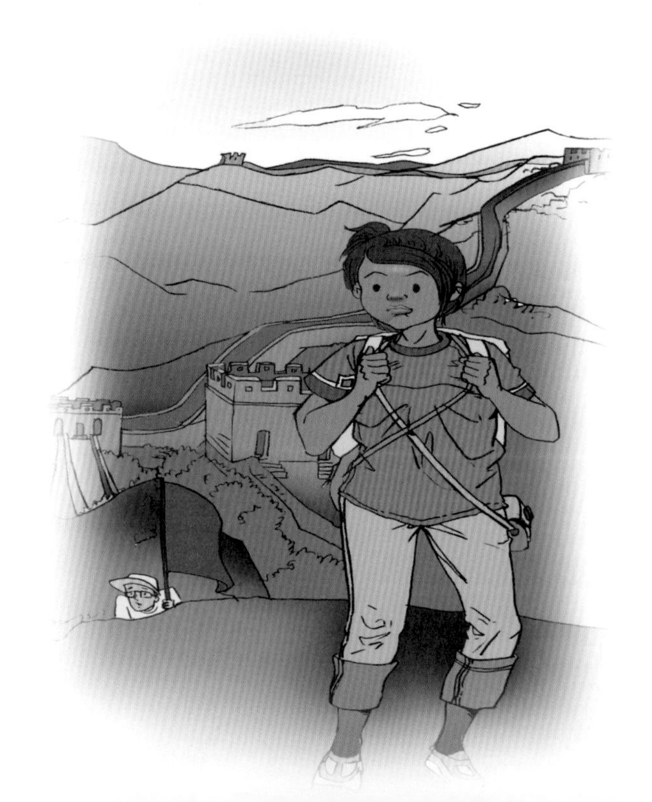

3. 主動地去參加一些輕鬆的社交活動，比如聚會或者定期與家人一起出去遊玩等，都可以很好地放鬆精神，減輕壓力，並最終達到瘦身的目的。

這種休閒和鍛鍊相結合的減壓方法的實際效果是比較明顯的，一位在政府部門工作的中年婦女曾堅持使用此方法 4 個月的時間，成功減去了 8 千克贅肉，重新恢復了健康苗條的身材和工作的活力。

健美鈴瘦身法

健美鈴是不久前在英國興起的一項減肥運動，主要適用於女性肥胖者。

健美鈴是一種專用健身器械。它較適合女性健身減肥鍛鍊時使用。它主要是由不同的身體姿勢分別鍛鍊身體各個部位的肌肉，透過肌肉的活動，消耗體內的糖分，並燃燒脂肪，同時，針對不同身體部位的動作還可以使該部位的皮膚升溫，並進一步加速脂肪的分解。

此外，健美鈴瘦身法施行一段時間之後，還可以起到調節神經和內分泌系統功能的作用，然後抑制大腦調節食慾的神經，減少食慾，增加飽腹感，從而最終達到減肥的目的。

健美鈴鍛鍊方法很多，現介紹一些練習方法和減肥的部位及減肥功效。

1. 側擺臂交叉

站立姿勢，雙手持鈴，隨著輕快音樂節奏兩臂做體前交叉，有節奏的上揮舉至頭上，再側分慢慢下落，髖部隨著兩臂揮舉而有節奏地左右移動。呼吸應均勻，動作應輕柔。

功效：鍛鍊上肢肌群，增強心肺功能，減肥。

2. 持鈴側挺跳

將兩足開立，雙手持鈴，屈肘置鈴於兩肩上。數 1、2 時，兩臂向左前上方伸直，左腿向左邁一步（跳步）；數 3、4 時，反向做同樣的動作。做這一動作者強調跳步，之後再伸臂。

功效：鍛鍊腿部肌肉及上肢肌肉，減輕體重。

3. 持鈴放鬆側擺

雙手握鈴，全身放鬆直立。數 1、2 時，身體右側，擺左腿；數 3、4 時，身體左側，擺右腿。整個軀幹及四肢要放鬆，呼吸要勻，以便放鬆全身。

功效：鍛鍊四肢與腰背的肌群，減少多餘的脂肪。

4. 滑步持鈴

將雙足開立，雙手握鈴，手臂自然下垂於體側。數 1、2 時，左腿向左橫跨一大步，右腿蹬直，同時擺左肘並

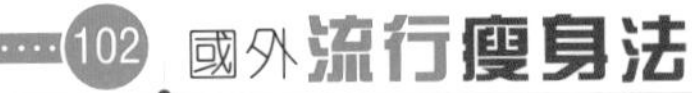

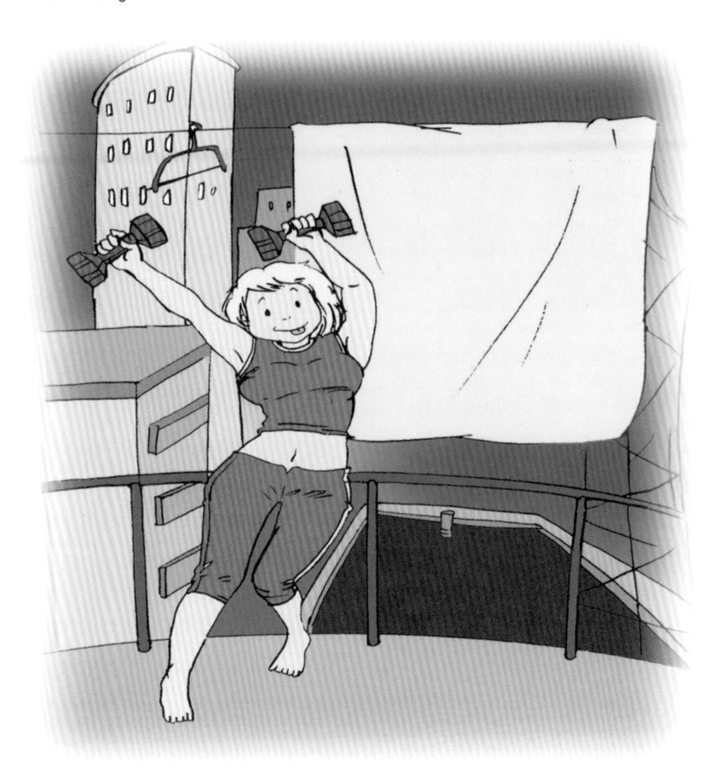

旋外，右肘向後伸直並旋內擺動；數 3、4 時，換成右腿向右橫跨一大步，反向做相同動作。分腿時要模仿滑冰動作，先逐漸增大步幅，而後逐漸減小側分距離。側分大時，腿部負擔很重，但鍛鍊效果較好。

功效：鍛鍊腰部及臀部肌群，去脂輕體。

5. 弓步側舉

兩足分開與肩同寬，上肢下垂手持鈴。數 1 時左臂側上舉，右臂側下擺，兩腿同時向左成弓步開立；數 2 時，重心由左向右移，同時右臂向上舉至頭上，左臂向下置於襠下。數 3、4 時方向相反。共做四八呼。

功效：鍛鍊三角肌及下肢肌群，促進新陳代謝，減小體圍。

6. 握鈴壓腿

雙足成弓步分開，與肩同寬，雙手握鈴置於腹下。數 1、2 時左腿伸直，右腿彎屈側壓；數 3、4 時換另一腿反向側下壓；數 5、6 時迅速向右轉體箭步下壓；數 7、8 時向後轉體，箭步下壓。側壓和箭步下壓各做二八呼。

功效：鍛鍊大腿肌群，減少多餘脂肪。

7. 握鈴迴旋

直立雙腳分開，雙手握鈴，上肢自然下垂。數 1、2 時身體向左側轉，兩臂同時向左前方伸出，左臂伸直斜上舉，右臂彎曲置於左肩際，反方向動作；數 3、4 時腰腹及兩臂均做大回環動作。做四八呼。

功效：鍛鍊腹、背肌群，減小腰圍，減肥。

8. 持鈴側走

身體直立，兩足開立，持鈴雙臂下垂。數 1 時，右腿向前交叉向左邁一小步，同時做臂下探，右肩上聳動作；數 2 時，左腳向左側邁一步，髖向右移，左肩上聳，右臂下探；數 3 時，右腳經後面向左側邁一小步，同時上聳右肩，下沿左肩。先向左側前進二八呼，後再向右側前進二八呼。

功效：鍛鍊上肢及後背的肌肉，減輕體重。

9. 轉體後跳

取站姿，兩足開立，雙手持鈴下垂於體側。數 1、2 時，左腿向前邁一大步，同時髖部頂向左前方，使後腿滑步時跟進，兩臂微曲放在左大腿上；數 3、4 時，換右腿前邁做同樣動作。這樣前進二八呼，後退再做二八呼。

另外，後退時採用：數 1、2 時向左轉體同時兩手向左右擺出，左腳跳離地面；數 3、4 時反向做同樣的動作，做二八呼，回到前進時出發位置。

功效：鍛鍊腹內外斜肌，去除腹部多餘脂肪。

10. 持鈴旋肘前跨步

直立兩腿分開，與肩同寬，雙手持鈴，上肢下垂。數 1、2 時，左腿前邁，膝向內扣，右手向後上擺並外旋，左手向右後側擺並內旋；數 3、4 時，換右腿前邁做反向同樣動作；前進二八呼後，做翻髖後退動作；數 1、2 時，身體向左轉約 180 度，髖向左翻，後退一步，兩臂曲向身體兩側分開，掌心向上；數 3、4 時身體向右轉，反向做同樣動作，共做二八呼，基本回到前進時出發位置。

功效：鍛鍊上肢肌群，去脂減肥。

健美鈴小巧方便，易於使用和攜帶，它不僅可以消除人體的多餘脂肪，還能健美身材，修練體形，深受英國減肥女性的喜愛，已成為英國大多數瘦身減肥俱樂部或中心的必練項目。

據英國一家報紙的統計，現在，健美鈴瘦身法已經幫助數千女性擺脫了肥胖的困擾。

室內攀岩瘦身法令人耳目一新

前面已經說過，加拿大是一個喜歡體育的國家，加拿大人是極限運動和劇烈運動的愛好者，在這個國家，網球、冰球、曲棍球、壁球、高爾夫球等都很流行。而具有冒險精神的他們更喜歡極限運動。夏天的時候，他們會選擇衝浪和漂流，而冬天則選擇攀岩或滑雪。

正是上面這些原因使他們選擇了有高強度運動特點的室內攀岩作為自己的瘦身選擇。

由於攀岩能給人們以優美、驚險的享受，故受到了人們的喜愛，並被冠以「岩壁上的芭蕾」的稱號。

攀岩不僅要求參加者具有良好而全面的身體素質，而且還要具備勇敢、頑強和堅忍不拔的精神，勇於在各種不同高度、不同角度的岩壁上輕鬆、舒展、準確地完成各種騰挪、轉身、跳躍、引體等有相當難度的動作。而這些動作可以很好地使身體的各個部位都得到鍛鍊，改善人體的血液供應和新陳代謝情況，促進能量消耗，去除體內多餘的脂肪。

很多人都知道，人體的肌肉分為經常運動部分和不經常運動部分，而攀岩是一項全面的運動，它可以交替鍛鍊身體各部分的肌肉和筋脈。同時，它又是一項較劇烈的室內有氧運動，可以讓人體內的脂肪和糖得到最大限度的消耗，進而起到燃燒脂肪，減輕體重，美體減肥的作用。

另外，攀岩還能夠改善和提高心肺系統和消化系統的功能，增加人體的形體美和協調性。

下面，讓我們來瞭解一些攀岩運動的常識。

1. 室內攀岩場地與常用裝備

室內攀岩運動是鍛鍊者在繩索的幫助下或無保護繩索的條件下，憑靠著信心、體力和技巧攀上懸崖峭壁的勇敢者的運動。

其場地一般多設在體育館或健身中心的室內，岩面有高低之分，較高的室內岩壁需使用保護繩索及安全帶，而較低的室內岩壁則不必使用保護繩索等裝備。

室內岩壁表面上應佈滿各種岩點和裂縫，給鍛鍊者一個充分想像與創造的空間，從而使他們設計出各自的攀岩捷徑。

準備室內攀岩裝備應是攀岩運動的一部分，因為它直接關係到攀岩者的生命安全。故攀登前不可忽視對攀岩裝備的認真安裝與細心檢查，以確保攀岩活動萬無一失。

攀岩裝備一般包括：

① 保護繩索：一般要選專用保護繩索，其直徑與拉力

都有固定的標準，攀岩俱樂部均常備。注意千萬不能隨便找根線繩來做保護繩索，以免發生斷繩的危險。

② 安全帶：現今已有攀岩安全帶專業生產廠家，故攀岩者選用此類產品即可。

③ 下降器：現攀岩者普遍使用的是「8」字環下降器。

④ 攀岩鞋：現在許多室內攀岩俱樂部，均要求鍛鍊者穿上攀岩鞋進行練習。攀岩鞋是一種摩擦力很大的專用鞋，穿起來可以節省很多體力。

⑤ 防滑粉：攀岩者手上擦一點防滑粉，可以避免因手出汗而滑手。

2. 室內攀岩的基本技法

① 室內攀岩的手法

攀岩中用手可以使身體向上運動和貼近岩壁。手法運用合理則事半功倍，運用不合理會直接影響水準的發揮，同時也達不到鍛鍊身體的目的。

A. 按不同的岩壁採用不同手法

岩壁上的岩點形狀很多，有方形、半圓形、倒三角形等十幾種。鍛鍊者對這些岩點的形態要熟悉。一般在攀岩前要看清攀岩途徑中岩點的位置及形狀，在攀岩時採用相應的摳、捏、拉、握等手法。但也無需拘泥，同一支點可以採用多種手法。

B. 手指著力法

攀岩時，為了使身體能貼近岩壁，搭在支點上的手指

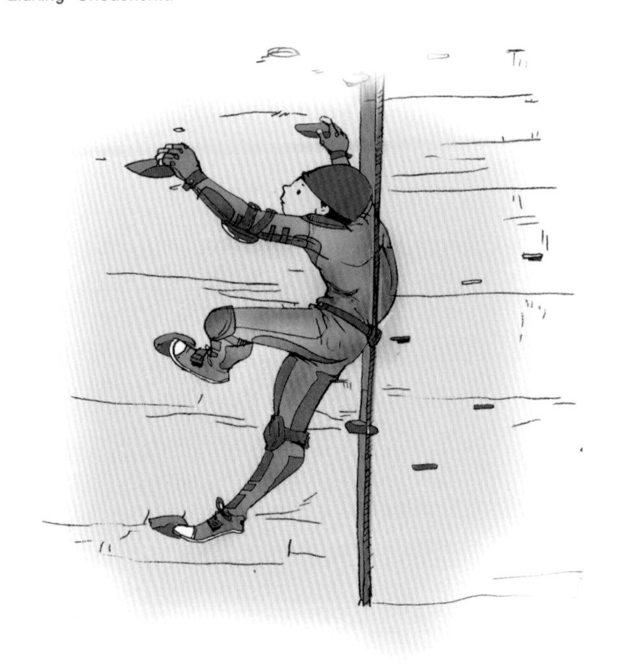

應注意四指併攏，垂直向下用力，以加大水平摩擦力，避免重心失去支撐。

此外，應充分運用拇指的力量，儘量把拇指搭在支點上，對於常見的水平淺槽的支點，可把拇指的指肚一側扣進平板槽，或橫搭在食指和中指指背上，都可增加力量。

C. 雙手抓相同岩點

攀登中當需要兩隻手同抓一個岩點時，前手可先放棄最好抓握處，讓給後手，以免換手麻煩。

D. 要合理換手休息

鍛鍊時，可選擇容易攀登的地段，雙手輪換休息。休息地段要選擇沒有仰角或仰角較小且手上有較大支點處，休息時雙腳要踩穩岩點，手臂拉直，上體後仰，但腰部一定要向前頂出，使下身貼壁，體重壓到腳上，以減小手臂負擔。休息時可做抖手等動作，放鬆手指，並在手上事先塗些防滑粉。

②室內攀岩的腳法

在攀岩時，因腳的負重能力很大，且需要耐力，故鍛鍊時要充分利用腳的力量，發揮腳的作用。

A. 要選好攀岩鞋

攀登時，要發揮腿腳的作用，就必須選擇合適的鞋。攀岩一般都需穿特製的攀岩鞋，這種鞋牢固度很強。其鞋頭較尖，能充分利用各種「凹陷」作為支點。要注意選合腳的攀岩鞋，尺寸既不能過大，也不能過小。合腳的鞋才能充分發揮作用。

B. 學會換腳技術

練習攀登時，換腳是一項基本的技術動作。其正確方法應是換腳時保持平穩，不增加手上的負擔。以從右腳換到左腳為例，先把左腳提到右腳上方，以右腳支點上最右側為軸逆時針轉動，把支點左側空出來，此時重心還在右腳上，左腳從上方切入、踩點，右腳順勢抽出，重心過渡到左腳上。

C. 利用腿、腳保持平衡

兩腳在攀登過程中除了支撐體重外，還常用來維持身體平衡。腳並不總是踩在支點上的，有時要把一條腿、腳大膽地懸空伸出，來調整身體重心的平衡，使重心平穩地轉移到另一隻腳上。

③ 身體重心控制

身體重心的控制在攀岩時亦很重要。練習時，要平穩地移動重心，要注意以下三點：

A. 攀岩橫移時，鍛鍊者重心要向下沉，兩手能吊在岩點上，而不是費力地摳岩點。伸臂摳下一岩點時，應先把雙腳踩實。避免腳下踩虛，靠手上拉來完成位移的錯誤動作。當單手換點時，一般把重心向一側移動，使手在沒離開原岩點之前已沒有負擔，從而可以輕鬆出手。

B. 向上攀登時，應利用腿的力量支撐身體重心上移，並借助手的調整維持身體上移平衡。此外，身體應儘量貼近室內岩壁，在做側拉、平衡身體等技術性準備動作時，人與岩壁間出現一定空隙，是允許的。只是在上升一刻，身體必須貼向岩面。

C .身體上移，應利用腿腳的重量，將腿橫向伸出來平衡身體。應抓住人體重心在腰部的特性，利用推、拉、跨等動作來調節重心，實現平衡。

④ 攀登節奏

練習攀登時，應做到合理地將動作的快慢結合起來，即講究節奏的變化，才能使練習者技術水準與身體素質提高到新的水準。

向上每登一步，身體都有一定的慣性，若動作正確到位且身體平衡不成問題時，可以利用這一慣性直接衝擊下一岩點，從而使你在不知不覺中通過難點，避免因為過分求穩，而每次從零開始發力，導致體力消耗過大。

實現良好攀登節奏的注意點：

第一，攀登時應由腳發力，不能為快而先用手拉再用腳蹬，這樣做節省體力，然而用手拉會出現未到岩頂先沒有力氣了。

第二，上移動作要連貫，各個細節都要到位，每個動作要做實。

第三，向上移動身體，應採取登幾步，停 1 分鐘，再登幾步，間歇攀登的方法，以便調整重心，觀察、選擇路線，儘快登上岩頂。

3. 室內攀岩運動的分類

主要分為：室內速度攀岩、室內難度攀岩、室內計時攀岩三種。

室內速度攀岩是比練習者誰先到岩頂的攀岩活動；難度攀岩是將岩壁按照難度分成等級，比賽不計時，只看完成攀岩的等級高低的一項攀岩活動；計時攀岩是指在一定時間內，完成攀岩至頂的一項運動項目。上班族由於每天工作較忙，較適宜計時攀岩活動。

4. 攀岩的時間安排

計時攀岩一般可定為 15 分鐘攀至岩頂，然後手持保護繩索輕輕跳下。首次訓練爭取在 15 分鐘內完成登岩頂過程，以後反覆訓練可在 15 分鐘內完成兩次登頂。

每日 1～2 次，堅持練習 3～5 個月。既能鍛鍊身體，又能起到減肥的作用。

雖然是室內攀岩，也仍然存在一定的危險性，所以，使用這種方法減肥的人應注意以下一些事項：

1. 安全第一。攀岩前一定要檢查保護繩索是否結實，安全帶是否牢固，以防摔傷。

2. 鍛鍊者過饑、過飽或身體極度疲勞時，不宜進行攀岩鍛鍊。

3. 有嚴重心臟病、高血壓、腦血栓、血液病等疾病的患者以及孕婦不宜進行攀岩鍛鍊。

4. 攀岩前，鍛鍊者應先做些肢體準備活動，以防肌肉拉傷。

5. 攀岩運動是一項融健身、競技於一體的運動，一般只適宜中青年及少年兒童練習，不適宜老年人運動鍛鍊。

可以塑身的牛蒡根

牛蒡根是大多數人都很熟悉的一種野菜，主要產於日本、歐洲和我國的部分地區。牛蒡根不僅適合中國人的口味，在日本也同樣是不可或缺的一種家庭蔬菜。在日本，人們不僅用牛蒡根來補充自身的營養，許多身體肥胖的人還把它當作一種減肥食品，用它來輔助減肥。

牛蒡根又名蒡翁菜、牛蒡菜，為菊科兩年生草本植物牛蒡的根，多生於山坡、路旁和草地，秋季果實成熟時採收。

現代研究證明在牛蒡根中含有大量纖維素，有助於減肥。而且牛蒡根中含有大量水分，根本不用擔心過量攝入會造成肥胖。很多日本人都喜歡吃牛蒡根，他們認為牛蒡根是一種營養豐富有瘦身美體作用的健康食品，所以，在日本，牛蒡根有「野菜之王」的美稱。

每100克牛蒡根中含水分70克、蛋白質1.1克、脂肪含量為0.2克，產熱量僅為每100克15千卡，含鈣61毫克、磷37毫克、鐵0.5毫克，胡蘿蔔素0.001毫克、硫胺素0.02毫克、核黃酸0.04毫克、尼克酸0.3毫克、抗壞血酸20毫克。

從這些營養素的成分比例我們可以看出，牛蒡根既可以補充我們每日必需的各種營養素，又可以減少熱量和脂

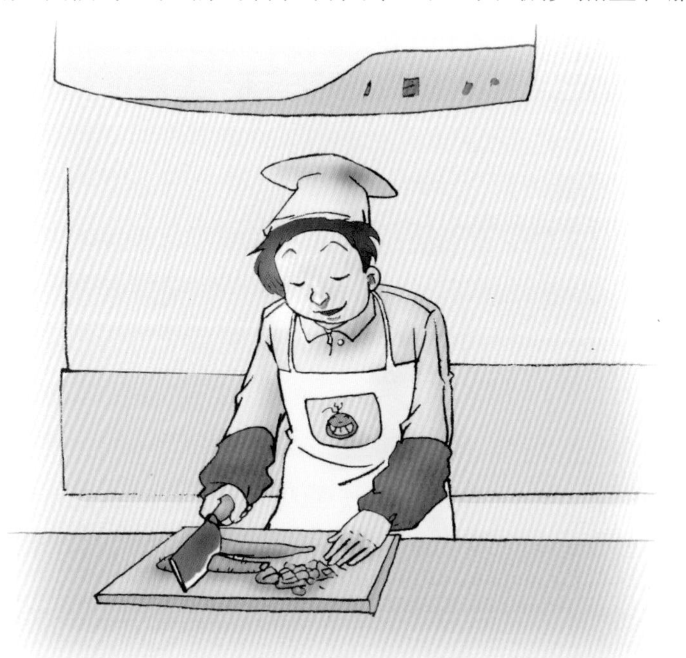

肪在體內的蓄積，是一種很好的低脂肪、低熱量減肥食物。

此外，牛蒡根中還含有多種維生素，容易被人體吸收，在減肥的同時又增加必需的營養，不會因消耗量過大，而導致身體不適。因為減肥的時間裏消耗脂肪的同時也在消耗蛋白質，只有保持必需營養的攝入才能使身體健康、強壯，並增加飽腹感，有利於減肥的長期性把握，不會讓人因為厭煩而半途而廢。

牛蒡根減肥食譜

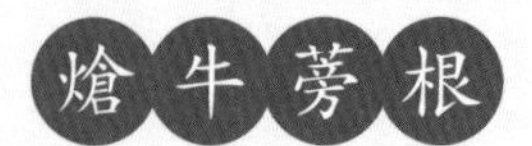

【原料】鮮牛蒡根 150 克，香菜 5 克，食鹽少許，味精 1 克，清湯 50 克，醬油適量，花椒 10 粒，蔥薑絲各 5 克，香油 30 克。

【製法】

（1）將牛蒡根洗乾淨，放入盤中，香菜去根洗淨切成小段待用。

（2）牛蒡根放入沸水鍋中汆燙熟，撈出瀝水放盤中。

（3）炒鍋置於旺火上，注入香油燒至七成熟，放入花椒、蔥、薑絲炸出香味，加入清湯、醬油、鹽、味精煮沸後，均勻澆在牛蒡根上，灑上香菜段即成。

食魔芋瘦身法

魔芋是多年生草本植物，屬於天南星科，地下有扁球形中莖。除我國之外，魔芋的最大產地就是越南。越南人對美味很有研究，所以，任何一種可以吃的東西都沒能逃過他們的廚房，魔芋也不例外，因為他們知道，魔芋不僅是一種美味，還是一種可以讓人保持良好身材的瘦身食品。

魔芋中含有多種礦物元素、果糖，尤其含有葡萄糖甘

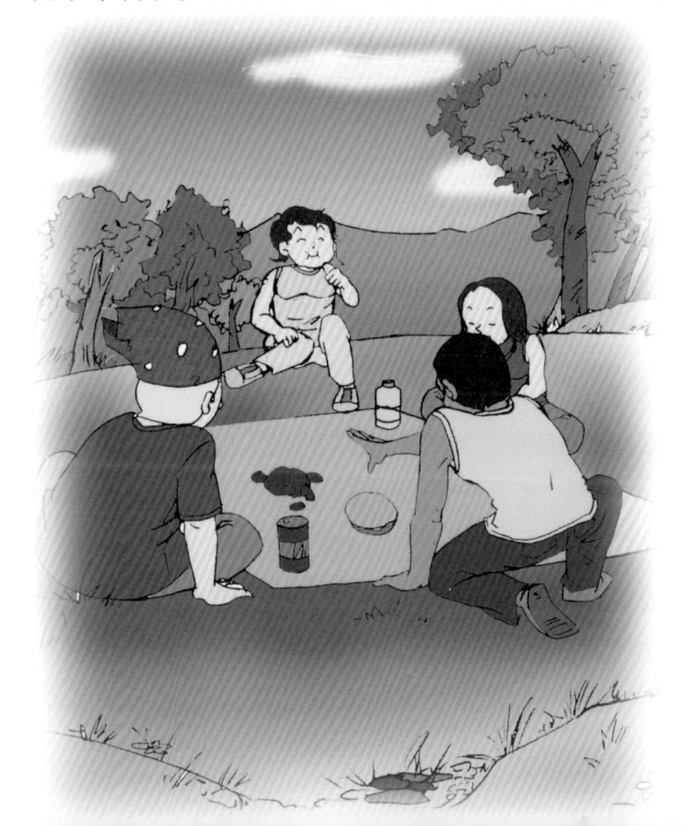

露聚糖，每 100 克含量約 50 克，可降低血糖，減少胰島素的分泌。

魔芋有很強的吸水性，含熱量低，含脂肪量也非常低，食用之後只有很少的熱量被吸收，並可減輕饑餓感，所以有減輕體重的作用。

根據魔芋的這些特性，越南科學家研製出一種如同酵母片大小的減肥食品。這種減肥食品以從魔芋中提取的小甘露聚糖為主要原料。這種食品有強大的膨脹力，浸水後可擴大 100～200 倍。因此，只要每天早晨吃一片，即可解決腹內空空的問題，饑餓感便會消失。因為這種食物屬低熱量食物，又能夠滿足人們腸胃對食物的需求，所以，減肥效果非常好。

魔芋由於吸水性較強，且含有豐富的纖維素，常食之，對身體極有益處。

魔芋莖塊可以油煎食，或與肉類同燉；燜蒸食，或者與蔬菜類同食。

魔芋減肥食譜

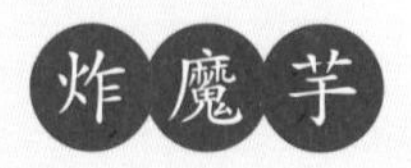

【原料】魔芋涼粉 500 克，蛋清 2 個，澱粉、精鹽、味精、大蔥、薑末各適量，沙拉油 2000 克（約耗 75 克）。

【製法】將魔芋涼粉切成 1.5 公分見方的塊，蛋清入碗加入澱粉、精鹽、味精、蔥、薑末調稠糊，入油鍋煎炸至金黃即成。

魔芋涼粉

【原料】鮮魔芋 500 克。

【製法】將鮮魔芋洗淨，去皮，加水搗成漿，用細紗布濾去渣，汁液放入鍋內煮沸，小火煎熬 2 小時，倒入盤內，冷卻後即可凝成如涼粉樣膠凍。

魔芋拌芹菜

【原料】魔芋 200 克，芹菜 100 克，蔥、薑絲、精鹽、味精、花椒油各適量。

【製法】將去毒魔芋煮熟，晾涼後切成絲；芹菜洗淨取莖，切成絲，入沸水中汆燙一下，晾涼，將兩絲入盤中加佐料調勻即成。

踏板減肥的秘訣

在荷蘭，踏板運動是一項很有群眾基礎的大眾化體育運動項目，它簡單方便，易於操作，由全身不同部位的鍛鍊，達到減少脂肪，健美體形的效果。

踏板運動的運動強度比健美操要高一些，對人的心、

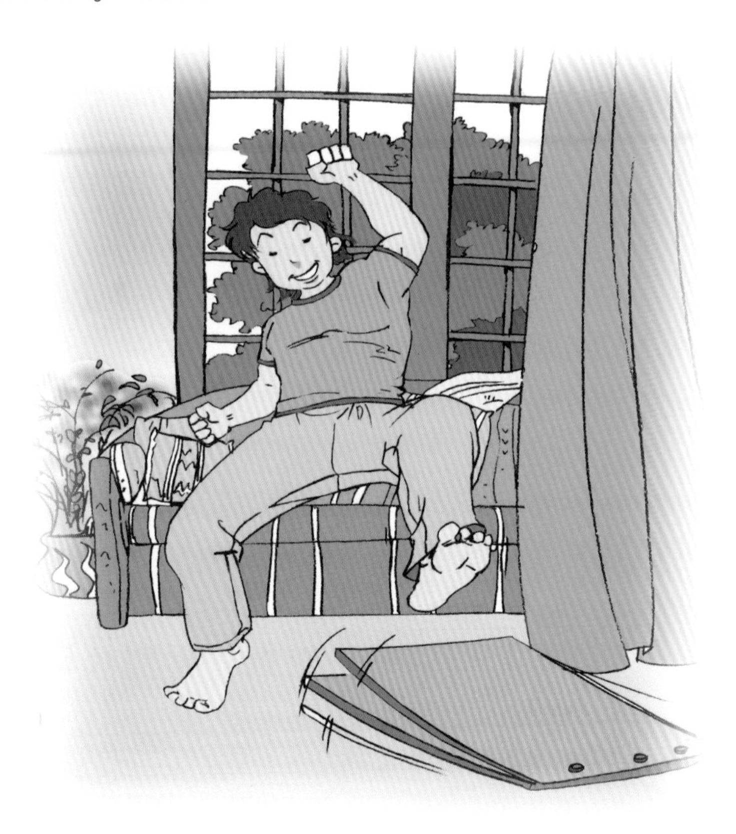

肺很有益處，對人的雙腿、背肌、臀肌的健康發育生長均能達到好的鍛鍊效果。可以很好地消除各個部位的多餘脂肪。

人在運動的時候，身上的毛細血管會根據運動的強度適量開放，以增加血液循環的速度，以滿足人體對熱量和能量的需要。在踏板運動的過程中，人體肌肉的毛細血管開放的數目是平時的2倍左右。這會大大地加快血液循環的速度，並燃燒掉大量的脂肪補充到血液中去。所以，溜冰可以很好的改善人體血液的新陳代謝，促進能量消耗，使體內多餘的脂肪迅速轉化成糖融入到血液中去，從而達到瘦身的目的。

踏板運動適合在午餐、晚餐 2 小時後練習，有顯著減肥效果。但這項運動只適合青少年肥胖患者，老年人並不適宜。

做此項運動也可選一塊平臺練習，有條件者，也可到踏板運動場中訓練。

踏板運動操

第一節

兩手自然下垂於體側，併腿立於板前。

動作：雙臂體側屈肘，右腳踏上板，然後左腳跟上板，再右腳下板，左腳跟下板。換腿再做，雙腿交替 20 次。

第二節

兩手自然下垂於體側，併腿立於板前。

動作：雙臂側平舉，左腳踏上板，然後雙臂上舉右腳跟上板，再雙臂側平舉，左腳下板，最後雙臂垂於體側右腳跟下板。換另二條腿做同樣動作，反覆做 20 次。

第三節

兩手自然下垂於體側，併腿立於板前。

動作：雙手握拳並曲臂擴胸，右腳踏上板，然後兩肘併攏，左腳跟上板。再雙手握拳曲臂擴胸右腳下踏板，最後，雙手握拳垂於體側，左腳跟下板。換另一腿做同樣動作，反覆 20 次。

第四節

雙手自然下垂於體側，併腿立於板前。

動作：雙手曲臂握拳於胸前，右腳踏上板，然後前衝雙拳，左腿提膝，再次雙手曲臂握拳於胸前，右腳下踏板，雙手握拳於體側，左腳跟下踏板。換另一腿做同樣動作，反覆 20 次。

第五節

兩手放於體側自然下垂，併腿立於板前。

動作：左手沖拳，右腳踏於板上；右手向前沖拳左腳側前踢，然後左手前沖拳，右腳下踏板，右手前沖拳，左腳後撤弓步還原。換腿再做同樣動作，反覆做 20 次。

第六節

兩手自然下垂於體側，併腿立於板右側。

動作：雙手叉腰，左腳踏上板右側，右腳踏上板左側，然後，右腳下踏板，左腳跟下板，立於板左側，換腿做同樣動作。反覆做 20 次。

第七節

兩手放於體側，併腿立於板右側（縱板）。

動作：雙手從左繞上，左腳踏上板。雙手繞至頭上方，左腿屈膝，右腿跟上板。雙手再由上向下繞，右腳下踏板。最後雙手繞下，左腳跟下板，立於板左側。反覆做10次，換腿做同樣動作，手向上繞，方向也相應改變。反覆做10次。

第八節

雙手自然下垂於體側，併腿立於板右側。

動作：左手向上舉，左腳踏上板，右腳蹬離地面屈膝，左肘觸右膝，然後右腳下板置於地面，左腳隨之下來，還原，反覆做10次。換另一側做同樣動作10次。

第九節

兩手放於體側，併腿立於板右側。

動作：雙手體前交叉，左腳踏上踏板，然後雙手側擺，左腳蹬踏板，右腳側踢，再使右腳下踏板左腳跟下，還原，反覆做10次。換另一側做同樣動作10次。

功效：減少全身脂肪，使四肢在減少脂肪的同時恢復肌膚的彈性。

踏板運動簡單易學，既可以到運動場中和大家一起活動，也可以在家中獨自練習，實際運用起來十分方便，深受荷蘭肥胖人士的喜愛，尤其是女性減肥者，更是對之推崇有加。

繩操減肥法

俄羅斯人的體操是世界聞名的，他們的很多體操項目多次在世界級的大賽中獲獎，這也是多年來俄羅斯人引以驕傲的一件事。現在，他們又根據自己的國粹整理發展出了一套繩操減肥法。

我們知道，想要減肥，一定得先燃燒脂肪，而當體內開始燃燒脂肪時，最先燃燒的便是中性脂肪。繩操運動可以很好的達到這一目的。

在做這項運動時，人體的腎上腺激素分泌會加快，而這種激素又促進新陳代謝的作用。它能夠使肌肉和脂肪組織中的活性酶增強，使脂肪分解。同時還可以促進心臟的輸出量，加大人體的血液循環力度，而血液循環強度的增加會進一步促進肝糖原和脂肪的分解，最終得到很好的瘦身效果。

另外，實際運用證明，使用繩操減肥的肥胖者，在做各種動作時，身體的各個部位都會因為運動而產生摩擦。這些摩擦不僅能夠提高人體對溫度的調節和適應能力，還可以改善和提高心肺和消化系統的功能，並能提高人體的協調性，健美形體。

這種鍛鍊方法只需一根繩子。最好找一根體操繩，當然其他結實的繩子也可以。長度約 1 公尺，如果邊鍛鍊邊聽自己喜愛並富有節奏感的輕音樂，心情會更舒暢，減肥的效果也會更顯著。

以下是這套繩操的具體做法：

第一節

坐在椅上，挺胸收腹，直腰，雙手握繩子兩端於體前，兩臂同時上舉，然後一臂伸直，一臂彎曲，將繩子置於頭後，還原。兩臂交替各做 6 次。

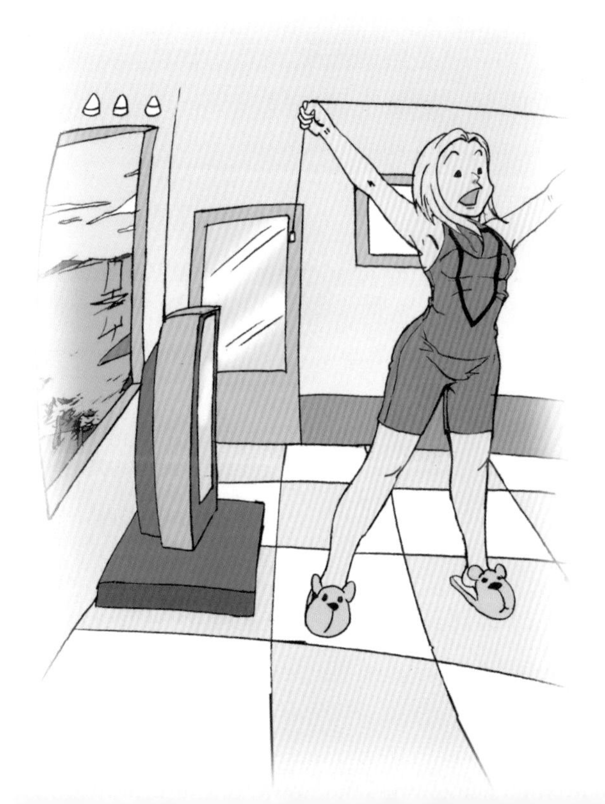

端坐椅上，挺胸收腰，雙臂前平舉握繩子兩端。雙腳踏地不動，上體先向右轉，還原後再向左轉，兩側交替各做 6 次。

第二節

端坐椅上，兩臂前平舉握繩子兩端，同時上舉。接著向左側屈體 6 次，還原後再向右側屈體 6 次。

然後保持端坐姿勢不變，雙臂前平舉握繩子兩端，同時上舉過頭，兩臂伸直向後振臂，還原。反覆做 6 次。

第三節

立姿，雙腳開立與肩同寬，兩手握住繩子兩端，雙臂上舉過頭並伸直。接著上體前屈與地面平行，還原後反覆做 6 次。

立姿，雙腳開立與肩同寬，兩手握住繩子兩端上舉過頭的姿勢保持不變。然後以腰為軸做環繞動作，向左轉 6 次，再向右轉 6 次。（動作宜緩慢，且幅度不宜太大）

第四節

立姿，一手握繩子一端，坐在頭上做幾次環擺，接著身體跳起，讓繩子從腳下繞過，還原後再換另一手做同樣動作，左、右手各做 6 次。

然後，身體保持直立，雙手握繩子兩端，上舉過頭，再同時向後振臂，右腳踏地，左腿向後踢，使身體成後弓形，還原。再換右腿做同樣動作，左、右腿各做 6 次。

第五節

坐在墊上或地毯上，兩腿伸直，雙臂前平舉握繩子兩端。上體後仰，屈膝，雙腿從繩子上面伸出，使身體呈「V」字形，還原。反覆做 6 次。

坐在墊上或地毯上，一腿伸直，用繩子套住腳，另一腿貼地伸直，上體和腿同時用力上抬。兩腿交替做，左、右腿各做 6 次。

第六節

身體直立，兩腳開立，比肩略寬，雙臂前平舉握住繩子兩端。屈膝半蹲，大小腿呈 90°夾角，還原。反覆做 6 次。

身體直立，右腳向前跨步，左腳在體後伸直或弓步。雙手握繩，在胸前伸直雙臂，右臂向上，左臂向下運動，使繩子在胸前成自上而下的一條直線。還原後左臂向上，右臂向下做同樣動作，左、右臂各做 6 次。

第七節

俯臥在墊上，兩臂前伸，雙手握繩兩端。上體和雙腿同時向上做「兩頭起」還原。反覆做 6 次。

俯臥在墊上，雙臂前伸，雙手握繩兩端。向右側屈體，雙臂與雙腿均向右屈，成弓形，還原，再向左側屈體。反覆交替做，左、右側各做 6 次。

第八節

仰臥，兩臂上舉握繩子兩端於胸前。雙腿同時上舉觸繩子，還原。反覆做6次。

仰臥，兩臂在頭上伸直，雙手抓住繩子兩端，做仰臥起坐，還原後反覆做6次。

練習繩子操的注意點：

（1）利用繩子鍛鍊身體，每次需15分鐘，一日兩次，堅持2個月之後方可見效。

（2）選用的繩子以體操繩為好，練習時可對折成長1公尺的繩子使用，若選用其他繩子也應選結實的繩子為宜。

（3）鍛鍊不宜穿太厚的衣服，應穿運動衣、旅遊鞋或保暖內衣等緊身衣褲。

（4）孕產婦及重病患者不宜參加該項運動。

吃刺兒菜塑身法

對馬來西亞人來說，刺兒菜可以說是他們的保健食品了。因為刺兒菜不僅是一款美味的佳餚，還具有很好的減肥效果，這一特點更使得它成為女性們的首選食品。

刺兒菜為菊科多年生草本植物，學名小薊。在各地的別名還有貓薊、青刺薊、千針草等。在馬來西亞分佈較廣泛，一般在荒地、路旁、田間均可找到它們的蹤跡。

刺兒菜主要含有生物鹼和皂苷等物質，味道鮮美可

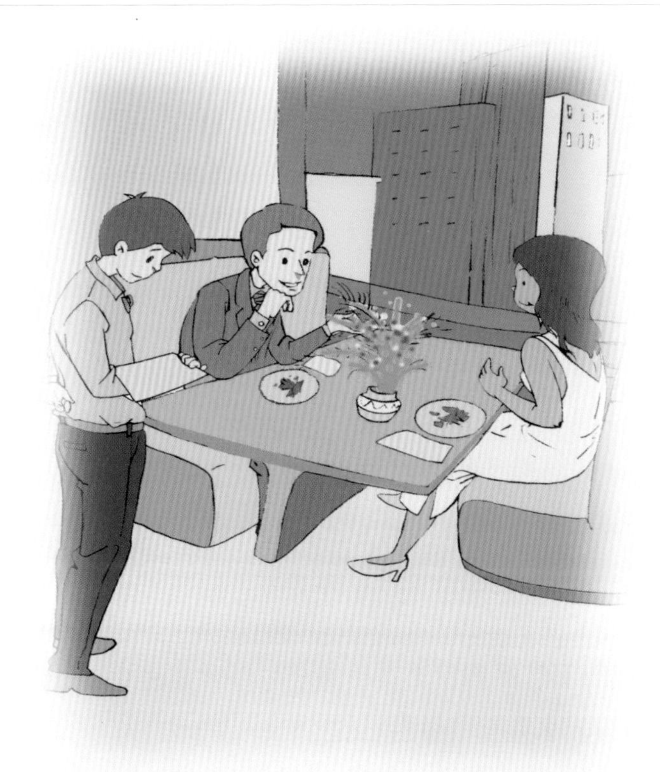

口，還含有較多的維生素，100 克中胡蘿蔔素 1.87 毫克，維生素 B_2 0.3 毫克，維生素 C 39 毫克。刺兒菜在早春時節便爭先恐後地破土出芽，所以，每年的三四月份為最佳採摘時節。

能減肥瘦身是刺兒菜不可忽視的功效。由於它含有豐富纖維素，而纖維素可以促進胃腸蠕動，減少對脂肪的吸收，而且能清除過剩的脂肪和其他過剩營養在體內的堆積，有潔腸、降脂的功能，且刺兒菜本身是水分含量高、脂肪含量低的食品，所以常食刺兒菜，對減肥瘦身是非常有幫助的。

用刺兒菜的嫩株、嫩苗炒食或做湯都是很好的美味，但要注意，刺兒菜不宜放在鐵製的餐具內煎煮，也不宜煮的時間太長，否則其中的營養成分會損失很多。

減肥食譜

拌刺兒菜

【原料】嫩刺兒菜 150 克，花椒油、鹽、味精各適量。

【製法】

（1）將嫩刺兒菜去根擇洗乾淨，入沸水汆燙熟，撈出控去水置盤中備用。

（2）用鹽將刺兒菜漬 30 分鐘後置盤中。

（3）用花椒油、味精、鹽拌勻即可食用。

清炒刺兒菜

【原料】刺兒菜 150 克，鹽少許，味精、蔥花、植物油適量。

【製法】

（1）將刺兒菜幼苗去雜洗淨，入沸水汆燙一下，撈出洗去苦味，擠乾水，切段。

（2）油熱，下蔥花，加入刺兒菜、鹽，炒勻後放味精出鍋即食。

早食減肥法

早食減肥法是德國營養學家新近提出的一種減肥方法，他們在探索飲食減肥研究中發現，在人體饑餓之前提早進食，是一種有效的飲食減肥手段。

研究者分析認為，胰島素可調節人體對糖類食物的吸

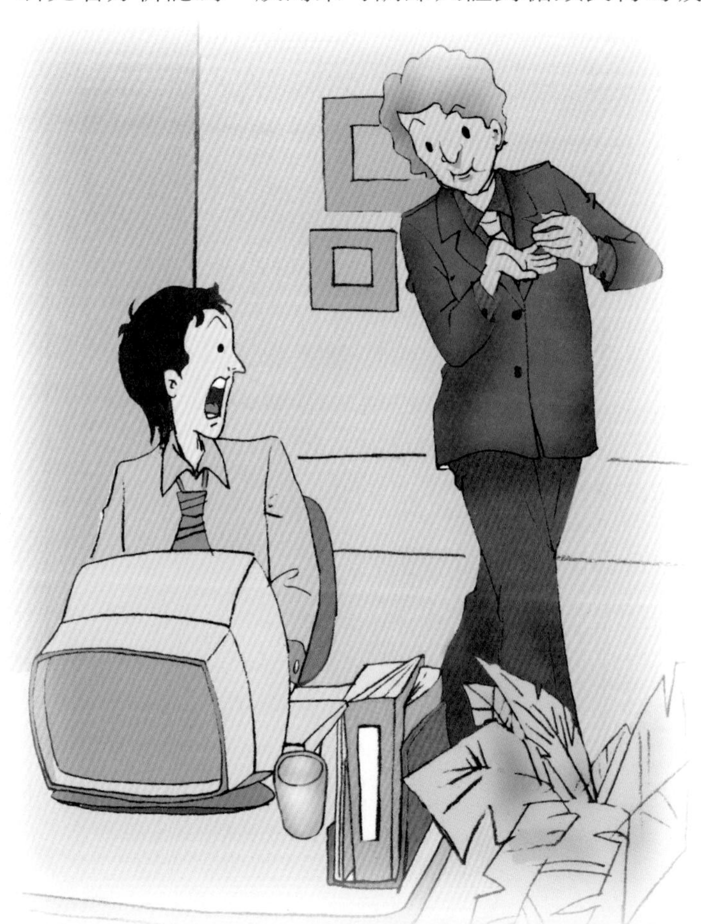

收，同時對食物轉化和脂肪積累起著一定的促進作用。身體過胖的人，體內一直製造著過多的胰島素，所以，只要能抑制胰島素，身體就能處於酮態，不僅食慾會有所減退，脂肪也會被大量分解。如果在饑餓之前吃東西，常可控制胰島素的分泌，讓血糖維持在穩定的狀態，一旦血糖穩定了，減肥者就不會有太強的食慾了。

另外，正餐前進食，可使人在正餐時食慾大減，從而減少攝入量。

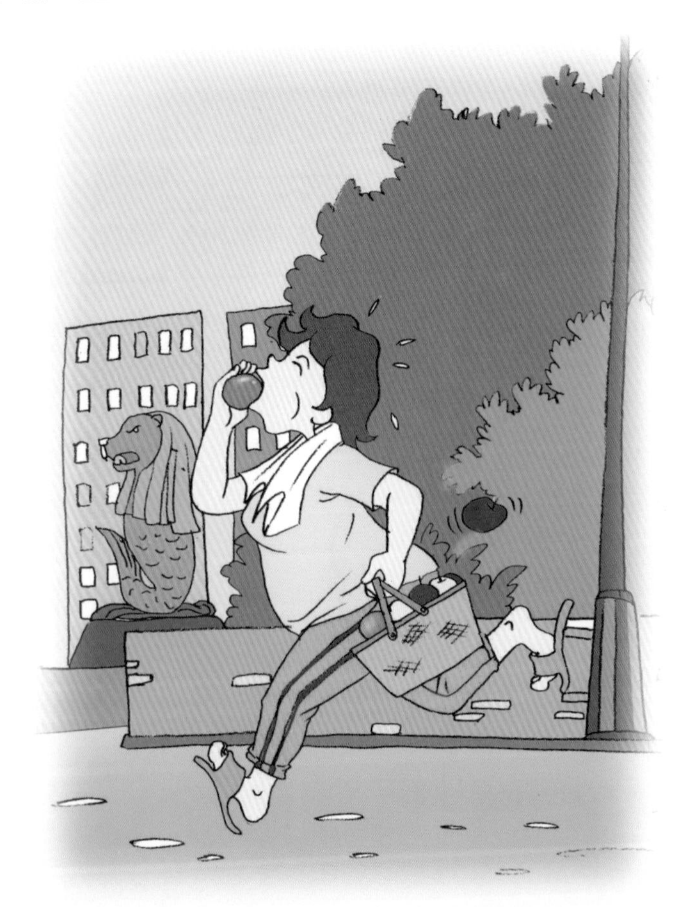

事實證明，這種方法是非常實際而且有效的，德國的很多肥胖者正是透過這種方法重新找到了瘦身的希望和勇氣，而這種早食減肥法也正成為德國肥胖患者的重要瘦身手段之一。

纖腰美體的海藻類食品

由於得天獨厚的地理條件，使海藻類食品成為日本人的日常食品，也在不知不覺中使他們保持了健美的身材，因為海藻類食品的確是一種很好的減肥食品。

海藻類食品基本上都屬於高蛋白質、低脂肪食品。每100 克含熱量 250～300 千卡，經過水浸後約為 100 千卡，如海水浸後為 24～116 千卡，屬低熱量食品。

海藻類食品含有豐富的蛋白質，而脂肪含量卻很低，還富含纖維素，纖維素可吸收糖分，從而緩解身體對多餘糖分的吸收。特別值得一提的是，海藻類食品還可解除饑餓感和抑制脂肪生成，所以減肥效果非常出色。

100 克紫菜和海帶中分別含 140 毫克和 220 毫克的牛磺酸，對降低血壓和降低人體膽固醇有一定的作用。這樣可以先解除肥胖所導致的某些疾患，然後再逐步消減肥胖。

此外，褐藻類植物如海帶、裙帶菜、鹿角菜都含有褐藻酸鈉鹽、褐藻氨酸和甘露醇等，都具有特定的藥理作用。其中褐藻酸鈉鹽對動脈出血有一定止血作用，而肥胖症、高血壓、高血脂症者最易出現腦血栓或腦出血等，吃褐藻食物有預防效果。

正因為海藻類食物具備了以上特點。所以，對單純性肥胖症和繼發性肥胖症的防治頗有效果。

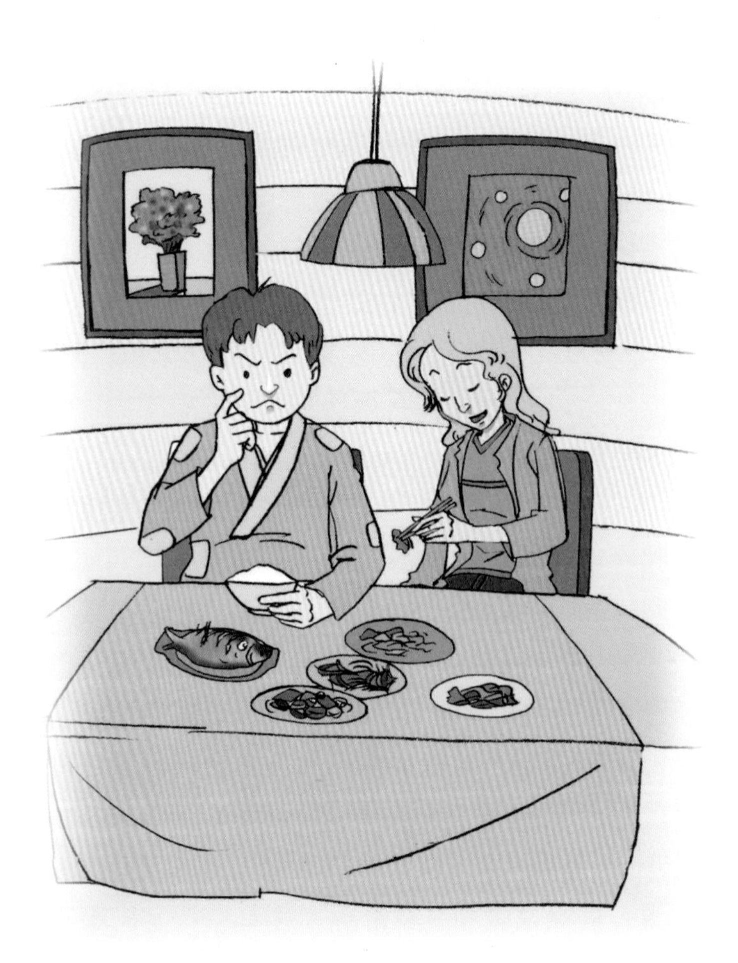

海藻類小食譜

海帶炒豬肝

【原料】海帶100克，豬肝80克，蘿蔔片5克，食鹽、味精、料酒、蔥末、薑末、醬油各取適量，沙拉油50克。

【製法】將海帶用溫水泡發，用清水反覆清洗，用刀切成2公分的菱形片，下沸水鍋中汆燙熟取出；豬肝洗淨，切成薄片，備用。

取大碗一個，將海帶片、豬肝片，同入碗中，同時放入蘿蔔片、食鹽、味精、料酒、蔥、薑、蒜末、醬油抓勻，炒鍋上旺火倒入沙拉油，油八成熱時，放入碗中食物，快速顛炒，肝熟出鍋。

五品粥

【原料】紫菜5克（乾），紅豆10克，粳米50克，山楂5個，蘿蔔半個。

【製法】紫菜以溫水稍泡，用手撕碎，將其他四種食品同煮做粥，八成熟時，放入紫菜，煮至粥熟豆爛即可食用，每日晨起作為早餐或每晚做晚餐食用。

蒜泥海帶絲

【原料】水發海帶200克，蒜泥10克，醋15

克，醬油10克，鹽0.5克，味精0.2克，香油3克。

【製法】把脹發好的海帶洗淨，切成細絲，加清水煮軟煮透後加調味品拌勻即可。

【功效】海帶含有豐富的植物蛋白質和鈣、鐵、碘，胡蘿蔔素等營養物質，現代研究證明其含有的褐藻酸鈉鹽可預防動脈硬化，降低血壓。所含澱粉硫酸脂可降血脂，有益減肥。

部分切胃瘦身法

切胃瘦身法是在美國比較流行的一種減肥方法，這種減肥措施主要靠醫療手術為依託，切除掉人體中的一部分胃，減小人體的胃容積，進而減退食慾，控制人的總體熱量攝入，最終達到減肥的目的。

切胃的情況也不盡相同，有的就是直接切掉半個或者小半個胃，而有的可以不切掉部分胃，而是給胃分家；而且胃和腸的手術也可以一次完成的，既割胃又切腸。

把胃劈成兩半，一半關閉上口，讓與它相連的一段小腸斷絕糧草，只提供消化液；與食管連通的那小半個胃遠端，與截除近2公尺小腸後的剩餘小腸兩端，做個「Y」形的三通吻合，這樣，食物經小胃直接進入下段小腸，並經三通吻合獲得來自「閒置」胃腸分泌的消化液。這樣不僅飯量小了，而且由於小腸短了，營養吸收也少了，所以就會瘦下來。

關於切胃瘦身法還有這樣一個故事：一個叫約翰遜的年輕人想找一份工作，到大公司去打工謀出路。開始的時候，人家看過他的材料都很滿意，可是經過面試總落選。屢試屢敗後，他托人打聽落選原因，原來多半原因是他150多千克的體重太胖了。這讓約翰遜非常苦惱，他堅持鍛鍊減肥，沒有效果。後來他聽說切胃手術可以在較短的時間內達到塑身的效果，於是就到醫院做了手術，結果，手術後的第一個月，他就減掉了14千克。8個月之後，總共減去了62千克的重量，完全恢復到了正常人的體重和身材，這些幫助他順利地找到了一份工作。

須注意的是，切胃減肥只適合身體肥胖症狀比較嚴重

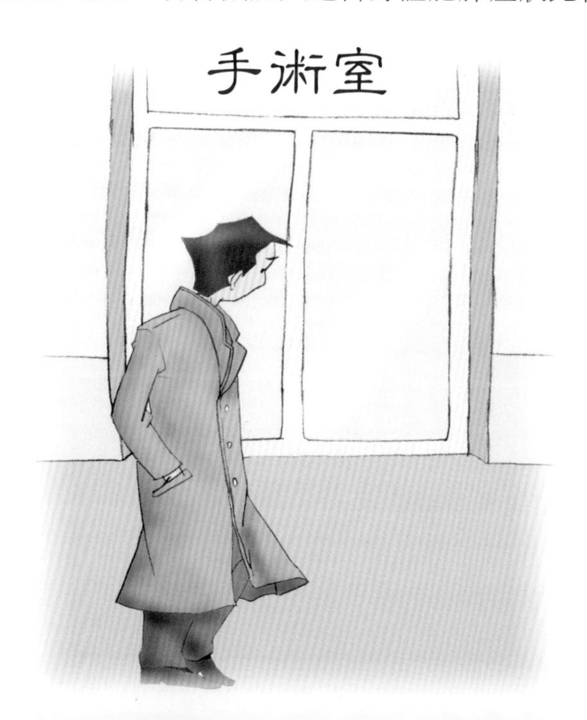

的人群，因為這類人群單純地靠飲食、藥物或鍛鍊去減肥其效果已經不是很有效了，而且速度往往很慢，這個時候可以選擇這種手術減肥法，但如果不是這種情況則最好不要採用。

聞所未聞的唇膏減肥

膏藥本來是中國的醫療特色，然而現在這種方法卻被英國人學去了，而且還是用到最新潮的減肥運動上，可以說是中西結合，古為今用的典範了。

英國倫敦的一家化妝品公司經由試驗，發明了一種散發著君子蘭香味和其他一些香味的減肥貼，這種膏藥一貼就靈，減肥效果很不錯。同時，這家公司還發明了另一種「膏藥」不過這種「膏藥」不是往身上貼的，而是抹在嘴唇上的唇膏。這是一種含咖啡因的唇膏，有 3 種不同的咖啡口味供顧客選擇，女性塗上後只需在疲累時舔舔嘴唇，就能及時收到提神作用，也可改善體態，既時髦又可以減肥，很受英國女性的歡迎。

在原理上，減肥貼主要是利用它本身所有的特殊香味對使用者產生一種心理暗示作用，這種心理暗示作用可以幫助使用者減少對巧克力及其他一些高卡路里甜食的興趣，並進而減少攝入量。取一片膏藥貼在手背上，不用很久，你就會發現你的食慾發生了變化。

唇膏主要是利用產品的本身的藥物成分迅速進入人體，並借助其藥效最大限度地促進脂肪燃燒，可加速排出體內脂肪，有助於減少腿部和臀部脂肪積聚。

由於集時尚性和新奇性於一身，並具有切實有效的減肥效果，所以，這家公司的這兩種產品很快暢銷全國，並出口到西歐和亞洲國家。

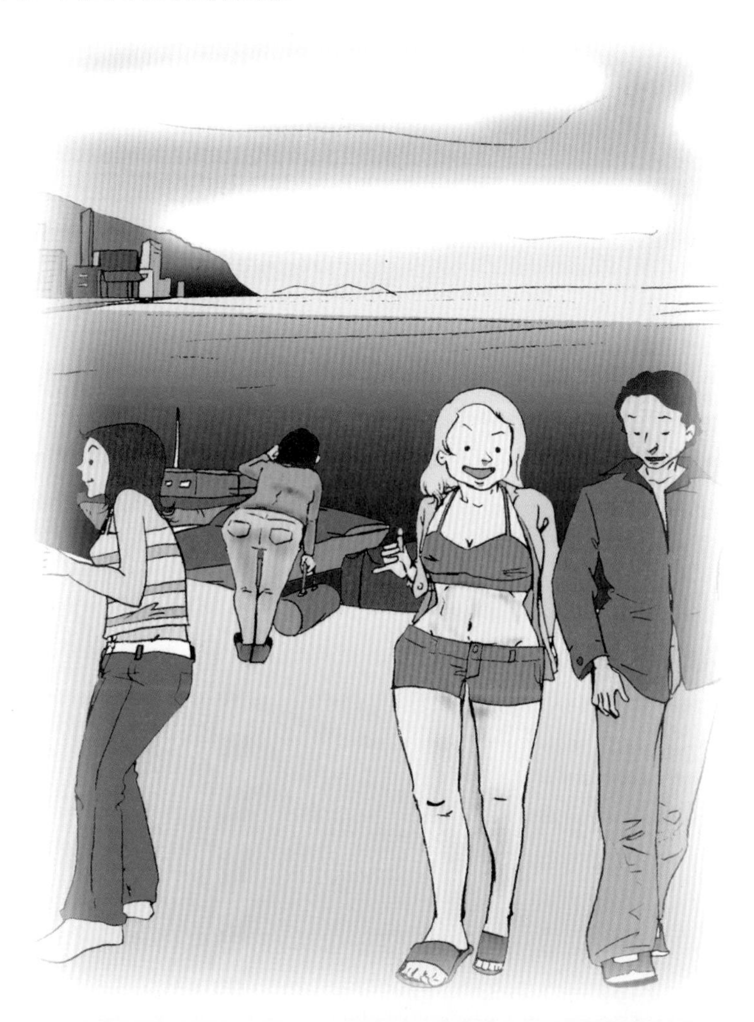

衝浪瘦身

美國位於北美洲大陸南部，北鄰加拿大，東瀕大西洋，西臨太平洋，南臨墨西哥和墨西哥灣。海岸線總長22680公里。

美國是一個充滿激情的國家，人們都很喜愛運動，棒球是他們的國球，籃球也是他們發明的。因為瀕臨大海，有著綿長的海岸線，所以他們的水上運動也很活躍，衝浪

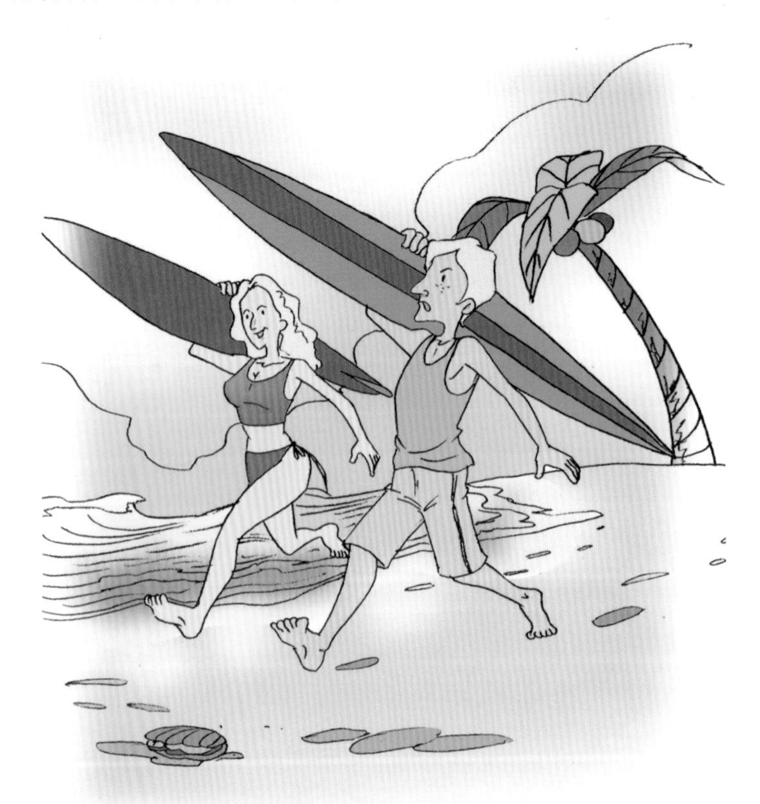

就是其中之一。

在明媚的陽光下，秋日的涼意並未使佳麗衝浪的興趣降低。衝浪不僅是一種很刺激的冒險活動，而且還可以瘦身。參與衝浪的人來自不同的地區、不同的種族，甚至不同的國家。她們的年齡和體態也各不相同。但都勇敢地下到齊腰深的海水中，瞅準機會，從衝浪板上站起，直衝浪尖。

衝浪者在做這項運動的時候，主要運用腿部、腰部和臂部的力量。對消除腰部、腿部和胳膊贅肉十分有效。衝浪不僅可以提高體溫調節的功能，改善和提高心肺系統、消化系統的功能，而且能夠提高人體的協調性，健美身體。

人體在運動的時候，供應能量的來源主要是糖和脂肪。運動速度快，強度大，持續時間短，以消耗糖為主；衝浪就屬於這種強度較大的運動，可以消耗體內多餘的糖，並將一部分脂肪也轉化消耗掉。

衝浪運動是一項比較劇烈的運動，它可以加速周身的血液循環，增強肺部呼吸功能，使足夠的氧氣輸送到身體的各個部位。足夠的氧氣不僅瘦身，還可以起到延緩身體各部分器官衰老的功能。

另外，在做衝浪運動的時候，會產生一種專門清掃血管壁上貯存的脂肪和膽固醇的粒子。這種粒子可以把血管壁清掃乾淨，保持血管暢通，防止肥胖症及心血管疾病的發生。

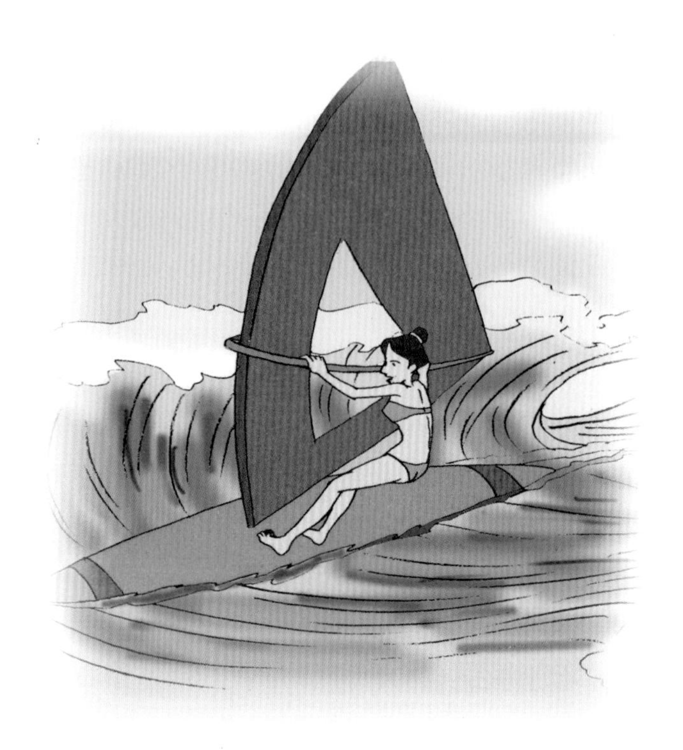

總之，衝浪既可以增強體力，又可以美體瘦身，還可以愉悅心情，因而受到了人們的喜愛和推崇。

變速跑瘦身法

從前在歐洲風靡一時的「Jogging」（慢跑）在新世紀的今天已演變成「Fartlsk」，並正在成為芬蘭人的一項時尚運動。

「Fartlsk」的說法最早源於瑞典，意思是「速度的遊戲」。這種跑步方式是由奧林匹克教練葛斯特・荷馬所創的忽快忽慢的跑法。這種忽快忽慢的跑步方式勿需遵守井然有序的法則，可按自己的能力調整快慢和難易程度，有很大的隨意性。

人體運動的時候，身體能量的來源主要是糖和脂肪。當運動速度快，運動量大，且運動持續的時間短的時候，以消耗糖為主。而當運動速度慢，運動量適中，運動持續的時間長的時候，以消耗脂肪為主。這種忽快忽慢的跑步方式，正好把兩種強度的運動形式很好地結合了起來，可以同時起到消耗脂肪和糖的效果。

在芬蘭，研究者發現，一位持續 70 分鐘快慢跑結合者在跑完後的 15 小時內，體內依然在快速「燃燒」著脂肪。而採用穩健步伐慢跑者卻無法達到此效果，可見這種跑步

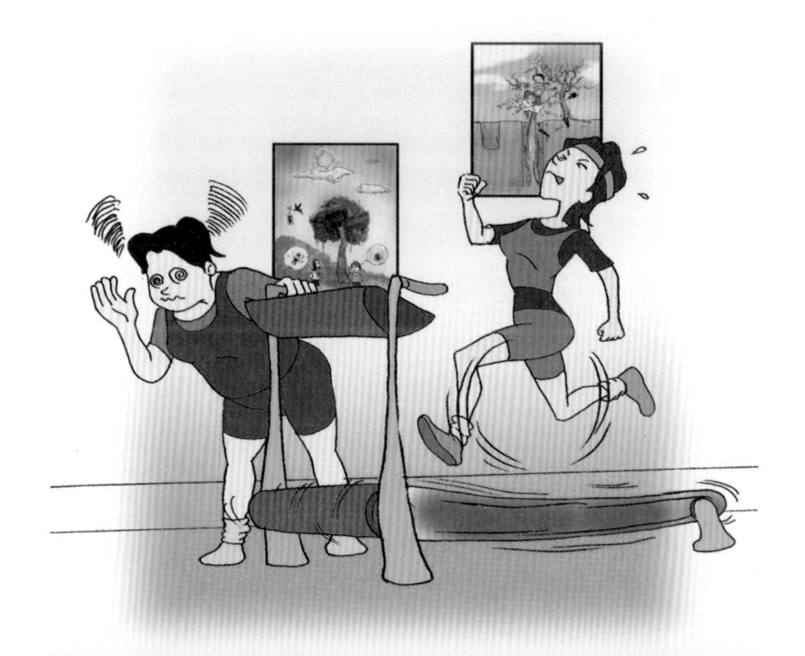

法確實不一般。

但是，這種跑步法有以下事項須提起注意：

1. 一定先慢跑 5 分鐘進行熱身，然後再開始 10～15 分鐘的「Fartlsk」跑。

2. 嘗試在起伏不平的林地跑，以便全身肌肉都得到鍛鍊。

3. 每段快跑後慢跑一陣子，以便讓身體逐步復原。

4. 這種運動時而劇烈，時而緩慢，變化比較大，所以不適合老年人和心血管系統有疾患的人採用。

每日一輕鬆食減肥法

「每日一輕鬆食」減肥法是新近在日本興起的，它主要靠調解人的心情來實現減肥的目的。

所謂「每日一輕鬆食」就是指使用這種減肥法的人每天都必須保證有一餐是在輕鬆愉快的氛圍中吃完的。

這種減肥法是由日本九州大學健康科學中心的藤野武彥最先提出的。藤野武彥由研究發現，大部分肥胖症患者都處於腦疲勞狀態，而腦疲勞則是因過剩的應激反應而產生的，這種腦疲勞狀態，是一種消極情緒，它可以影響人的新陳代謝活動，減慢脂肪和糖的消耗速度和消耗量。所以，讓肥胖者每天都輕鬆愉快地吃一餐，有助於消除產生應激反應的因素，由消除腦疲勞而減肥。

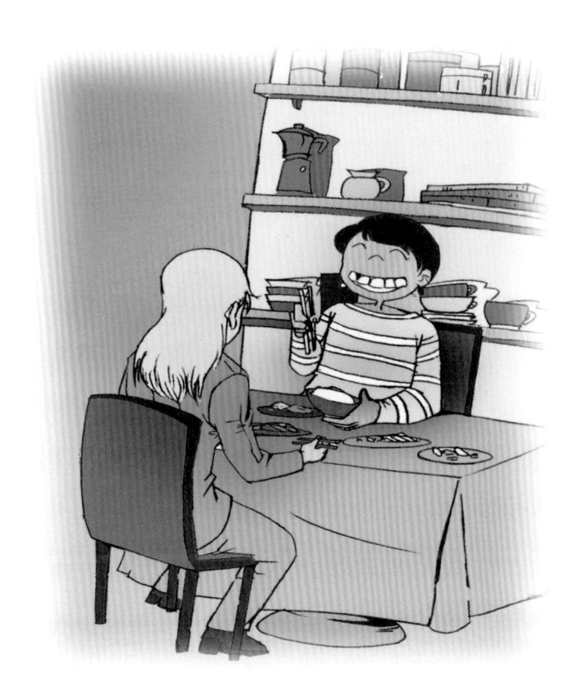

藤野武彥指出，快樂的飲食是有條件的，即食物味好、就餐環境舒適、有合意的夥伴、有充足的時間。

據報導，「每日一輕鬆食」既健康又沒有副作用，減肥成功率也高達 95.4%，所以深受日本女性的推崇。

食山萵苣輕身美體的學問

韓國地處溫帶，四季分明，多山地，盛產萵苣。所以，萵苣也是韓國人民的主要食用菜。春夏的時候吃鮮萵苣，而其他季節則吃醃製的萵苣。

萵苣又叫萵苣菜、千金菜、藤菜、萵筍等，其種類也不少，如莖皮為淡綠白色的叫白萵苣，葉子呈紫綠色的叫紫葉萵苣，還有尖葉萵苣，花葉萵苣等，它原產於地中海沿岸，後來傳入亞洲。它雖常年可見於市，但以早春為主。

萵苣營養價值較高。據測定，每 100 克萵苣中含蛋白質 1.2 克，脂肪 0.2 克，維生素 C8 毫克，煙酸 0.3 毫克，維生素 B_1 0.06 毫克，維生素 B_2 0.06 毫克。此外，還含鈉、鉀、鈣、磷、鎂等，營養成分全面，脂肪含量和熱量的總攝入都很低。

不久前，韓國的營養學家研究發現，萵苣能中和人體消化過程中產生的酸，有助於增進食慾，刺激消化液的分

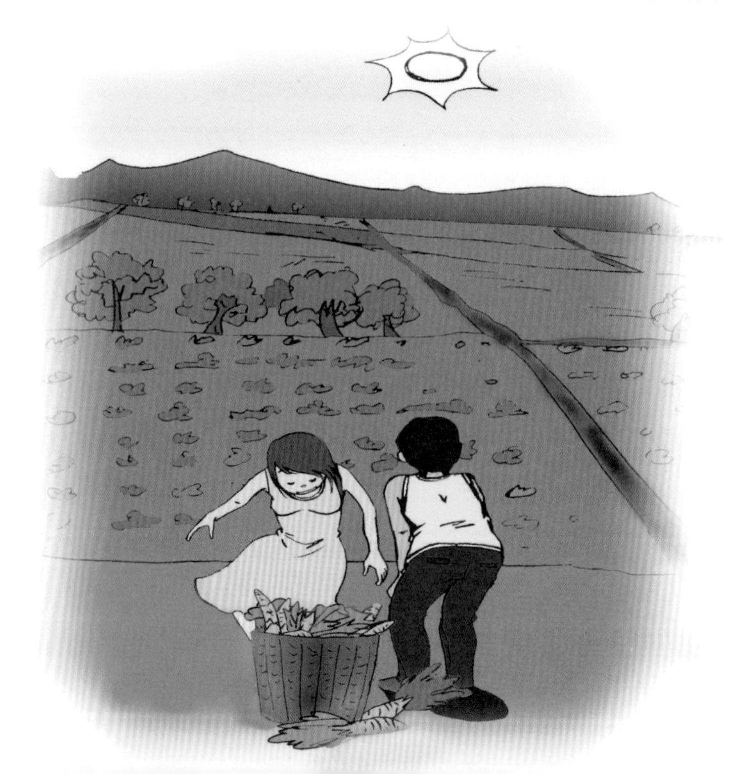

泌，促進胃腸蠕動，從而增進消化和新陳代謝。萵苣主要以肥大的花莖基部供食，其外有一層纖維，含豐富的纖維素，尤其葉中含纖維素較多，幹莖是製作減肥菜餚的最佳選擇。所以，常食萵苣是很好的瘦身良方。而且對消化功能差的人有治療功效。

韓國肥胖的人不多，他們的體形大多保持得很好，這與愛吃萵苣的飲食習慣有一定關係。

萵苣減肥食譜

豆腐乾炒萵苣

【原料】萵苣莖 200 克，豆腐乾 100 克，薑、蔥各 3 克，鹽、味精、醬油各適量，水澱粉少許，沙拉油 30 克。

【製法】

（1）將萵筍削去外皮洗淨，切片，入沸水中氽燙一下備用。

（2）豆腐乾切絲，薑切片，蔥切絲備用。

（3）鹽、味精、醬油、水澱粉同入碗中調和攪勻備用。

（4）炒鍋上火，倒入沙拉油，油熱入薑片，蔥絲炸出香味，撈出蔥、薑，入豆腐乾煸炒，隨即加入萵筍片炒片刻，入佐料汁調味勾芡即成。

萵苣冬菇

【原料】萵苣莖 250 克，冬菇鮮者 100 克，鹽、味精、醬油、水澱粉各適量，花椒油適量。

【製法】

（1）將萵苣洗淨，去皮，切為斜刀寸段，縱向切為厚 0.3 公分的片，入沸水中汆燙一下備用。

（2）冬菇擇洗乾淨，切為粗絲，入沸水中汆燙一下備用。

（3）鹽、味精、醬油、水澱粉同放碗中調和均勻備用。

（4）炒鍋上火，倒入花椒油，油熱入汆燙好的萵苣莖片、冬菇絲煸炒幾下入佐料汁調味勾芡即成。

浪漫用餐瘦身法

浪漫用餐減肥法是法國人在日常生活中逐漸摸索出來的一種減肥法。這種減肥方法沒有公式化的程式，而是一種生活飲食習慣，一種融入了浪漫和隨意的生活飲食習慣。

當法國家庭的成員在餐桌旁團團圍坐的時候，他們更多地將注意力放在愉快地享受這一餐上，而不是計算他們攝入了多少熱量。法國人在進餐時那種輕鬆愉悅的氣氛，以及對食物的品味和讚美，幫助女孩減輕了體重。

法國人在進餐前常用 1 小時來品嘗開胃酒，就著一些橄欖和小餅乾，當她們真正坐下來吃的時候，就沒有那種強烈的饑餓感了。

法國人吃得很少，實際上，她們很容易控制食量是因為她們所有的食物都是小份的，典型的法國烘製的牛角麵包重量都是 30 克多一點，約 20 公分長；而美國產的這種麵包幾乎有 60 克的分量，長度達 35 公分。換句話說，他們的胃已經習慣了攝入少量的食物。

法國人吃得不太多還有一個原因是食物都富含營養。在法國，人們經常吃高脂肪含量的食物，比如雞蛋、乳酪

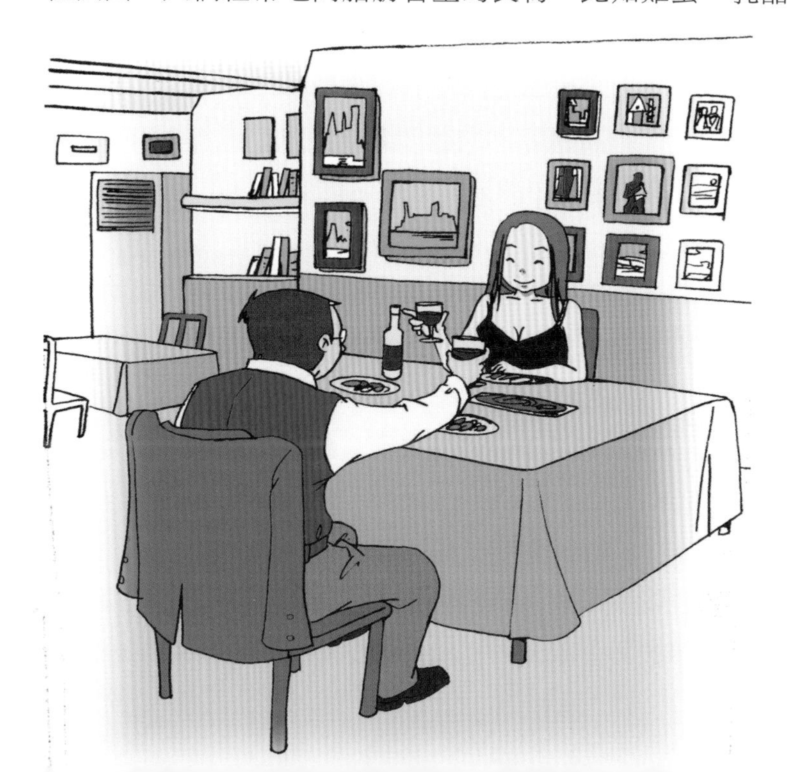

以及肉類。這些食物很快就能給人帶來飽感，因此，她們吃得就比其他人少。

具體原因是：攝入的油脂類食品刺激膽囊收縮素的分泌，使膽囊收縮，排出膽汁幫助油脂類食物消化。

曾經有人專門跟蹤調查過巴黎人的飲食習慣，巴黎人在下午2點之前攝入的熱量占一天總量的60%，隨後是一頓簡單的晚餐，因此他們不可能在夜間進食過量。

在巴黎的自助餐廳裏，每個人都慢慢地享用著5道菜的午餐，最後再來一杯濃咖啡。這是個放鬆身心的好方法，吃飯時間越長，心情越愉快。坐在辦公桌前匆匆地吃個三明治當午餐的做法很難被法國人接受，因為如果那樣夜生活也會變得毫無吸引力。

法國人很少吃零食，或者說他們幾乎不吃零食。他們非常熱忱地對待正餐，吃得很滿足，因此不需要零食；而肥胖者大多習慣於不停地吃零食，這就是差別。

研究表明每次吃了零食之後，人們在吃飯的時候攝入的熱量並不比他們不吃零食的時候少。如果你想保持苗條身材，吃零食絕對是錯誤的，實際上你攝取的熱量高於平均水準。

最後，我們可以試著從法國人的這種用餐習慣中總結出下面這些要點：

1. 進餐的時候應該一直坐著。

2. 把嘴裏的東西全部嚥下去再放進下一口，吃每一口餐的間隙把叉子放下。

3. 用柔和的音樂來佐餐，緩慢的節奏有助於緩慢地進食。

4. 無論是在家裏還是在自助餐廳吃飯，試著比你實際想吃的分量少盛些，這樣就不會因為受不住誘惑而進食過量。

5. 每餐中都攝入適量的脂肪。

6. 在食物中加入調味品——橄欖油、大蒜以及新鮮黑胡椒。這樣在品嘗美味的同時你會感覺吃得不多但心滿意足。

7. 午餐的進食量應控制在全天總量的五分之二。

8. 儘量把吃午餐的時間拉長，而且要吃得豐富，不要隨便吃個麵包了事。

9. 飯後喝一杯濃咖啡。咖啡因是一種溫和的食慾抑制劑，能幫助你促進新陳代謝。

10. 慢慢培養自己，養成不吃零食的習慣。

法國是一個浪漫的國度，正是這種傳統造就了他們的這種可以瘦身的進餐方式。如果能夠堅持下去，你不僅可以實現減肥的目的，還可以把自己培養成一個具有浪漫情趣的人。

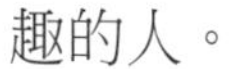

美體塑身的胡蘿蔔

胡蘿蔔是巴基斯坦減肥者們非常喜歡的一種素菜，在那裏，許多減肥者都把它當作一道必不可少的減肥菜來食用，而它的減肥效果也確有獨到之處。

胡蘿蔔又名金筍，富含維生素 A，每 100 克胡蘿蔔中含胡蘿蔔素 362 毫克（換算成維生素 A 相當於 2015 國際單位）。胡蘿蔔中含多種必需氨基酸，十幾種酶以及鈣、磷、鐵、錳等礦物質元素和纖維素。這些成分對防治高血脂、肥胖症、冠心病都有很大益處。

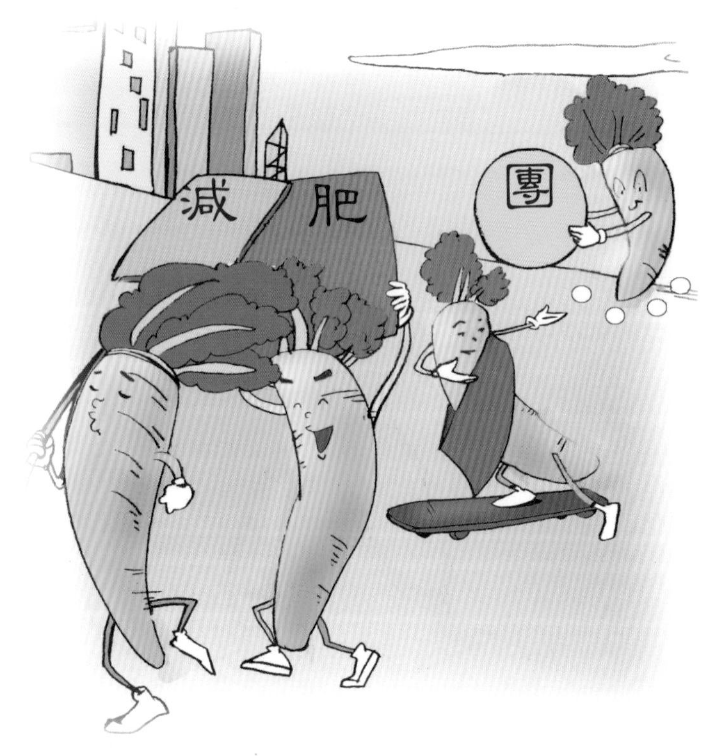

另外，營養學研究發現，胡蘿蔔中的某些物質能增加冠狀動脈血流量，降低血脂，促進腎上腺素的合成，減少胰島素的分泌，因此，胡蘿蔔有降血壓、強心等功能，這對患這些病的肥胖患者身體健康是非常有益的。

胡蘿蔔含有多種維生素，容易被人體吸收，在減肥的同時增加必需的營養，不會因消耗量過大而導致身體不適。因為減肥的時間裏消耗脂肪的同時也在消耗蛋白質，只有保持必需營養的攝入才能使身體健康、強壯，並增加飽腹感。

吃胡蘿蔔減肥，可以保證在消耗脂肪的同時，攝入適當的蛋白質、碳水化合物等身體中必需的營養成分，這對既想減肥又想保持良好體質的肥胖患者來說是非常不錯的選擇。

胡蘿蔔減肥食譜

番茄胡蘿蔔

【原料】胡蘿蔔、竹筍各 100 克，沙拉油 20 克，番茄醬 50 克，砂糖 20 克，醬油、精鹽、水澱粉各少許。

【製法】

（1）胡蘿蔔洗淨後劈為兩半，切成 0.5 公分厚片，入開水鍋中汆燙一下，筍切成與胡蘿蔔相同的片，也用小火汆燙之備用。

（2）炒鍋上火，倒入沙拉油，用小火炒番茄醬，加砂糖、醬油，炒至起泡出紅油時勾水澱粉，投入胡蘿蔔片、筍片顛炒，淋明油即可出鍋。

炸胡蘿蔔絲

【原料】胡蘿蔔3根，鹽、白糖各少許，沙拉油取500克（約耗50克）。

【製法】胡蘿蔔切細絲，加鹽和少許白糖拌勻，漬20分鐘，控去水分，沙拉油入鍋燒至六七成熱，入胡蘿蔔絲炸酥，撈出即可食用。

炒胡蘿蔔丁

【原料】胡蘿蔔200克，沙拉油500克（耗50克），蔥絲、醬油、白糖、鹽、味精、水澱粉、香油各適量。

【製法】

（1）胡蘿蔔洗淨，切成1公分見方的小丁，用開水汆燙至七成熟出鍋入盤備用。

（2）炒鍋上火，注入沙拉油後至八成熱時，將胡蘿蔔丁入油中滑一下即撈出，鍋中留底油以蔥絲熗鍋，烹醬油，加鹽、白糖、味精，放入胡蘿蔔丁，燒至入味，收汁時以水澱粉勾芡，淋少許香油即可上桌。

低熱量的瘦身佳品燕麥

燕麥是亞洲人最喜歡的食品之一，東南亞的營養學家們發現，人體的能量每蓄積 7700 千卡則會加 1 千克的重量，反之當減少或消耗 7700 千卡的能量就可減少 1 千克的體重。

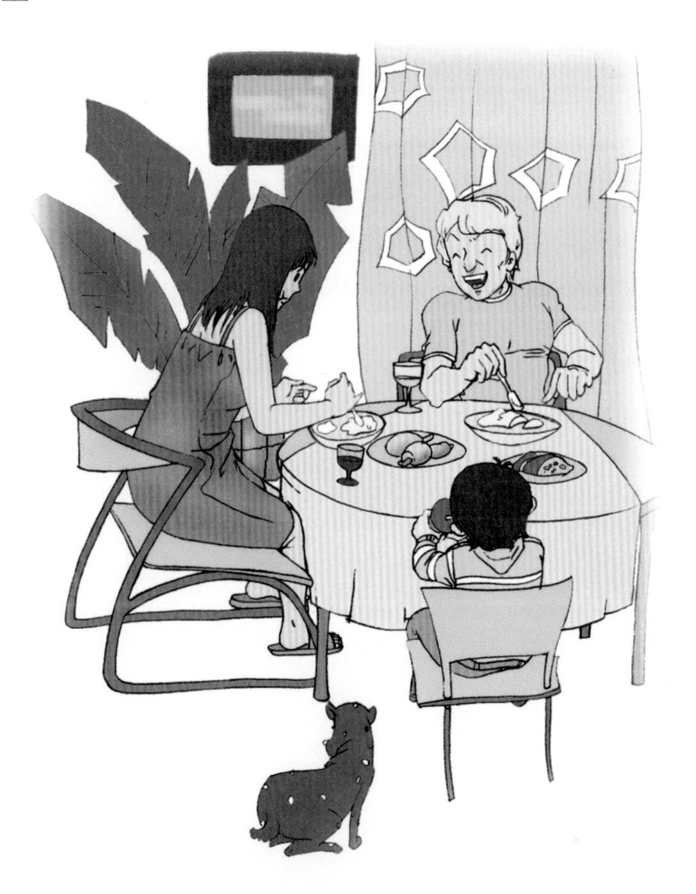

我們每日平均攝取1200～1800千卡熱量，但在日常活動中可耗費1200～1500千卡，如不精打細算就很容易就產生肥胖。但節食並不是隨意的，應該有科學地指導才行，因為節食的主要目的是控制熱量的攝取，所以，節食不是限食，一定要注意飲食均衡，再配合適量運動，便可達到理想的減肥效果。

如果在飲食中加入適量的可溶性纖維，對控制熱量的攝取是十分有益的，一年內體重便可下降顯著。獲得適量的可溶性纖維的最好辦法是常吃燕麥片。燕麥片所含的可溶性纖維是白米的12倍，是白麵包的3倍，是最佳的減肥食品之一。

燕麥中還含有多種維生素，容易被人體吸收，在減肥的同時增加必需的營養，不會因消耗量過大，而導致身體不適；因為減肥的時間裏消耗脂肪的同時也在消耗蛋白質，只有保持必需營養的攝入才能使身體健康。

另外，燕麥中含有可溶性纖維的物質，它能在人體腸道中形成膠質，令人體吸收食物養分的時間延長，較長時間地維持飽腹感，以及避免血糖驟升驟降所帶來的想吃甜食的欲望。燕麥可以降低膽固醇，維持腸道健康，幫助節食者及糖尿病患者控制飲食。是因為燕麥中所含的可溶性纖維，在腸道內與水混合成膠質，從而調節體內血糖水準，讓人體更有效地吸收營養。

燕麥減肥食譜

牛奶燕麥粥

【原料】牛奶適量，燕麥米 50 克，白糖少許，淨水適量。

【製法】

（1）燕麥米淘洗淨，放入沙鍋中，倒入適量清水。

（2）沙鍋上火，煮粥如常法，待粥八成熟時，淋入牛奶調匀，再煮沸時，撒入白糖攪匀即成。

芋頭燕麥粥

【原料】芋頭 50 克，燕麥米 50 克，蜂蜜少許，淨水適量。

【製法】

（1）芋頭洗淨去皮，切成斜刀塊，燕麥米淘洗乾淨，同放入鍋中，倒入適量清水。

（2）鍋置火上，先用旺火燒至湯沸，再轉用小火煮熟。

（3）將粥盛入碗中，淋入適量蜂蜜調匀作早餐食用。

西瓜減肥的功效

東南亞一些地區盛產西瓜，西瓜是消暑解渴的必備水果之一。營養學家發現，西瓜不僅可以豐富餐桌，還對瘦身保健有很大的好處。

西瓜的營養豐富，如各類糖、氨基酸、番茄素、胡蘿蔔素、維生素 A、維生素 B、維生素 C 等，具有很高的利用價值。

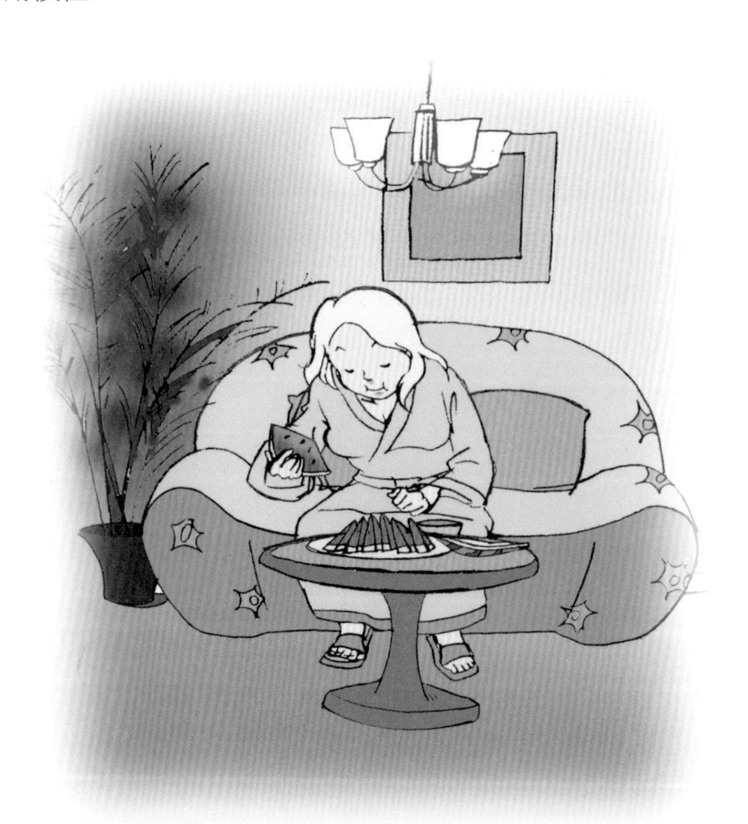

西瓜皮中含有豐富的膳食纖維，它和植物膠質都有促進腸蠕動，加快新陳代謝，使腸道內脂肪排泄加速，減少對食物中脂肪吸收，去脂瘦身的作用。它的營養成分也很高，對於減肥期間體內必需營養成分的補充非常有幫助。

西瓜皮內所含的氨基酸可消耗體內脂肪，可使糖、蛋白質的代謝順利進行，以達到降血脂和輕身減肥的效果。

此外，西瓜汁中的配糖體有降低血壓的作用，並能夠保持體內水、鹽的平衡，更能夠消暑解渴，不愧是盛夏季節的減肥佳品。

西瓜減肥食譜

辣味瓜片

【原料】西瓜皮200克，辣椒醬少許，蔥末、薑末、蒜末、精鹽、味精、醬油、白糖各適量。

【製法】將西瓜皮削去外層綠衣，切成菱形片，鍋加底油燒熱，放入辣椒醬炒出紅油，放入蔥、薑、蒜後稍加翻炒，再加入瓜片翻炒，然後加精鹽、白糖、醬油、味精調味出鍋即成。

肉末燒瓜塊

【原料】西瓜皮200克，肉末100克，蔥、薑、蒜適量，鮮湯一碗，精鹽、味精、醬油、澱粉各適量，料酒少許。

【製法】

（1）將西瓜皮去綠衣，洗淨後切為菱形塊，澱粉以適量水浸泡攪拌勻備用。

（2）將切好的瓜塊上油炸為淺黃色；鍋底油燒熱，以蔥、薑、蒜熗鍋，放入肉末炒至變色，烹入料酒，隨之放入瓜塊、鮮湯、精鹽、醬油、味精，用中小火燒透，以旺火收汁勾芡裝盤即可。

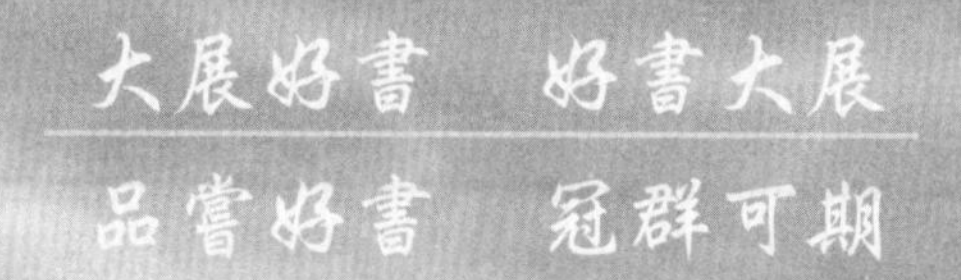
大展好書　好書大展
品嘗好書　冠群可期

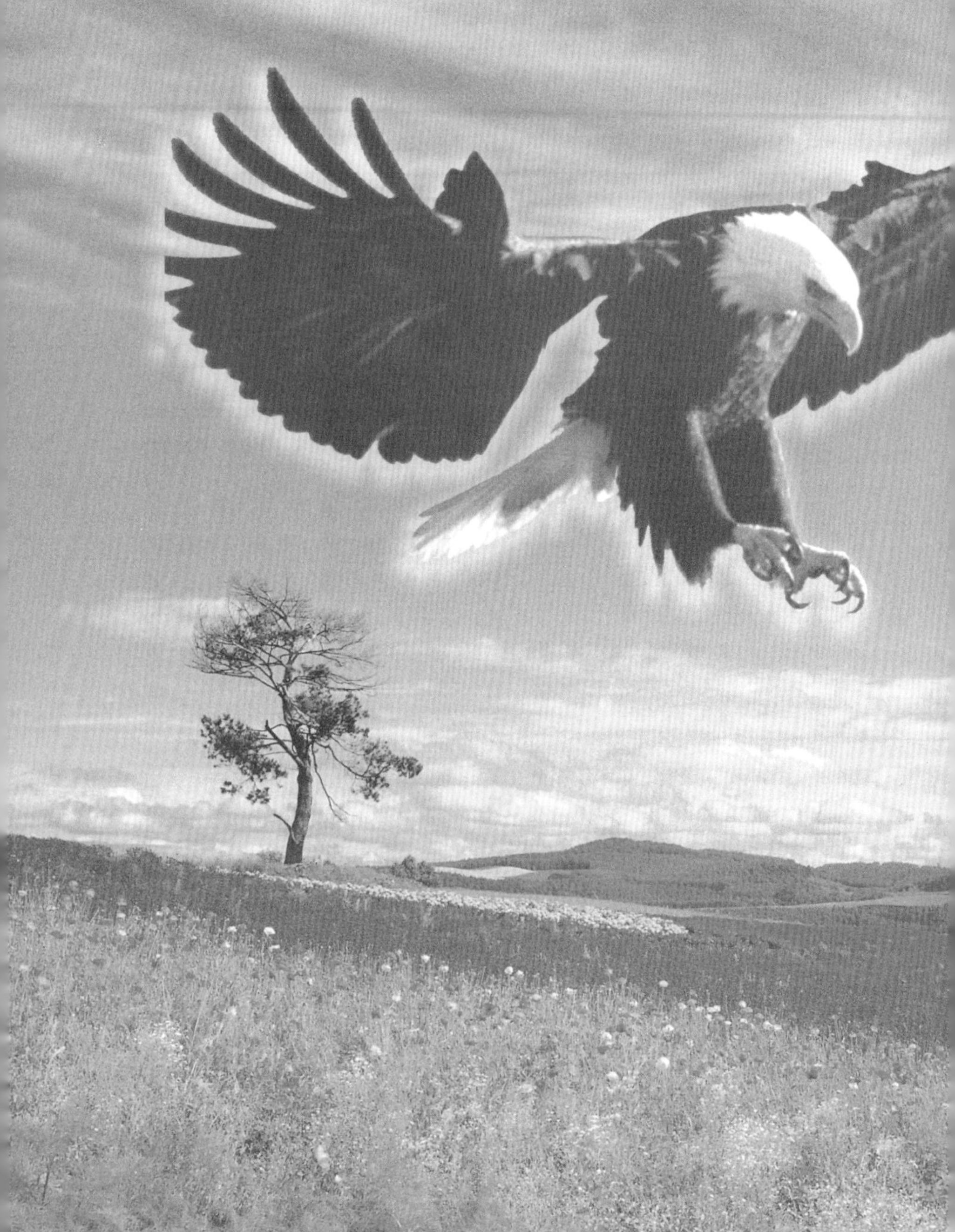

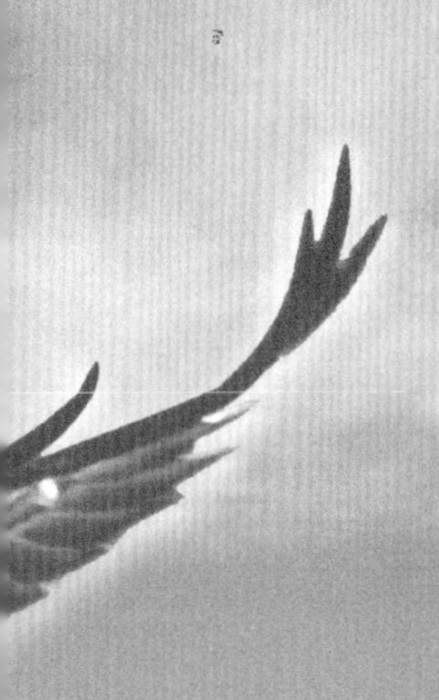